Marta Rey Sacristán

VIVIR CON HIPOTIROIDISMO

Guía básica para mejorar los síntomas de nuestra enfermedad

Madrid 14 Enero de 2019

Vivir con Hipotiroidismo

Marta Rey Sacristán

ÍNDICE

PRÓLOGO

Estudié Técnico Superior en Anatomía Patológica y Citodiagnóstico en 1996 y en aquel entonces ya tuve formación sobre la enfermedad del hipotiroidismo y todas sus variantes. Nunca trabajé en Anatomía Patológica, pero la verdad es que incluso hoy, recuerdo muchas cosas de las que estudié en esos años.

En Septiembre de 2002, acababa de cumplir 29 años y comencé a encontrarme mal.

Había dejado de fumar y engordé un poco, pensé que era por eso y que con dieta y ejercicio lo perdería enseguida, como había hecho siempre... Era bastante deportista desde que tenía 17 años. Durante ese verano no había hecho nada de deporte, así que me puse a hacer ejercicio otra vez para ver si perdía peso, pero no sólo no adelgazaba sino que además sentía dolor cuando lo hacía. También estaba más cansada de la cuenta y tenía un frio anormal.

El frío que tenía era tan espantoso, que fue lo que me hizo empezar a investigar, porque era insoportable y no conseguía entrar en calor. Poco a poco me di cuenta de que todos esos síntomas indicaban que podría tener hipotiroidismo y así se lo dije a mi médico de familia (en España también se llama médico de cabecera), para que me derivara al endocrino, pero no me quiso hacer caso, y me dijo que era cosa de la edad. Repito que tenía tan sólo 29 años.

Estuve cinco meses insistiéndole para que me hiciera una analítica de hormonas tiroideas y cuando me quiso hacer caso tenía un hipotiroidismo severo. Mi TSH estaba en 25. Ya había engordado 20 kilos y me encontraba francamente mal.

Comencé con mi tratamiento de Levotiroxina y cuando conseguí un nivel hormonal estable y dentro de la normalidad, con dieta conseguí empezar a perder peso. Pero antes de conseguir perder todo el peso que había cogido mientras que mi médico no me hacía caso, mi marido y yo empezamos a buscar un bebé. Yo pensaba que iba a tardar mucho en quedarme embarazada debido a mi enfermedad, y me daría tiempo a perder todos los kilos que quería perder, pero me quedé embarazada el primer mes y cogí más peso aún durante el embarazo. Claro, al dejar la dieta de golpe una vez que descubrí que estaba embarazada, tuve efecto rebote y en los tres primeros meses de embarazo engordé 6 kilos. En el embarazo en total engordé 22 kilos. La verdad es que no tuve mucho control de la alimentación. Además tenía tantos ardores de estómago que muchas veces comía algo para ver si se me quitaban.

Después del embarazo me resultaba imposible perder peso ya que además no tenía tiempo de hacer deporte y aunque hacía dieta hipocalórica no era capaz de perder a penas nada.

Desde entonces he estado investigando mucho sobre la enfermedad para poder resolver mis dudas y entender la sintomatología a veces tan complicada.

He revisado mis libros de texto y he leído publicaciones médicas sobre hipotiroidismo. Con todo ello, a día de hoy, no tengo ninguna sintomatología de hipotiroidismo. He conseguido perder peso después de mucho investigar en mi propia carne y me encuentro francamente bien.

Los médicos no te dan explicaciones en la consulta, algunos porque no tienen tiempo y otros porque no se molestan en ello. Sólo te mandan medicación y no te dan indicaciones de nada. Pero hay muchas veces que incluso tomando la medicación sigues encontrándote mal.

En este libro explico las razones y cómo podemos sobrellevar mejor esos síntomas tan molestos, que a veces nos impiden llevar una vida normal.

Una vez que se estabiliza la enfermedad se puede llevar vida normal sin síntomas, e incluso perder el peso que cogiste mientras que la enfermedad evolucionaba.

Vivir con Hipotiroidismo

Hace dos años, creé mi canal de YouTube en el que hago vídeos referentes a varios temas, pero principalmente sobre hipotiroidismo y he visto que puedo ayudar a muchas personas a llevar mejor la enfermedad y mejorar su estado compartiendo mis conocimientos.

Para hacer mis vídeos, escribir los artículos y este libro, contrasto la información con libros de medicina como Principios de Medicina Interna de Harrison, que es el manual de referencia de los Médicos, contrasto información con nutricionistas y resuelvo mis dudas con médicos especialistas en Hipotiroidismo.

En este libro he recopilado toda la información de mis vídeos y he ampliado algunas cosas para ofrecer la información más completa posible y de forma que cualquier persona pueda entenderla, aunque no tenga estudios de medicina. Procuro no utilizar tecnicismos y tampoco profundizo demasiado ni hablo sobre temas de biología molecular porque lo que quiero es que cualquiera pueda entender lo que escribo sin tener conocimientos médicos previos.

Puedes ver mi canal de YouTube en:

www.youtube.com/c/Estarenformaapartirdelos30años

Estamos desarrollando una web específica de hipotiroidismo donde iremos ampliando la información que hay en este libro y los nuevos avances que se vayan dando en este campo. Puedes verla en:

http://www.hipotiroidismoweb.es

He añadido en letra cursiva las cosas referentes a mi caso particular, a cómo hago yo las cosas, cosas que me hayan pasado a mí en concreto, o cuando doy mi opinión sobre un tema.

Te pido disculpas si a veces repito ciertas cosas, pero leo muchos comentarios en internet y parece que hay conceptos que la gente no termina de asimilar, como es que no hay que dejar nunca la medicación, por ejemplo.

Como en todo, circulan muchos mitos en internet sobre el hipotiroidismo y en este libro intento desvelar cuáles son esos mitos y explicarte por qué no son ciertos de forma bastante escueta y espero que clara.

Ya verás cómo este libro te ayuda mucho.

Saludos y mucha suerte.

Marta Rey

1.- ¿Qué es la glándula tiroides?

La glándula tiroides recibe su nombre de la palabra Thyreoeides, que significa escudo, porque antiguamente se pensaba que su función era la de proteger la tráquea.

La glándula tiroides, es una de las glándulas endocrinas más grandes del organismo. Está **situada en la garganta por encima de la tráquea.** Tiene un peso de entre 15 y 30 gramos en el adulto y está formada por dos lóbulos que se unen en su parte baja, dando una forma característica de mariposa.

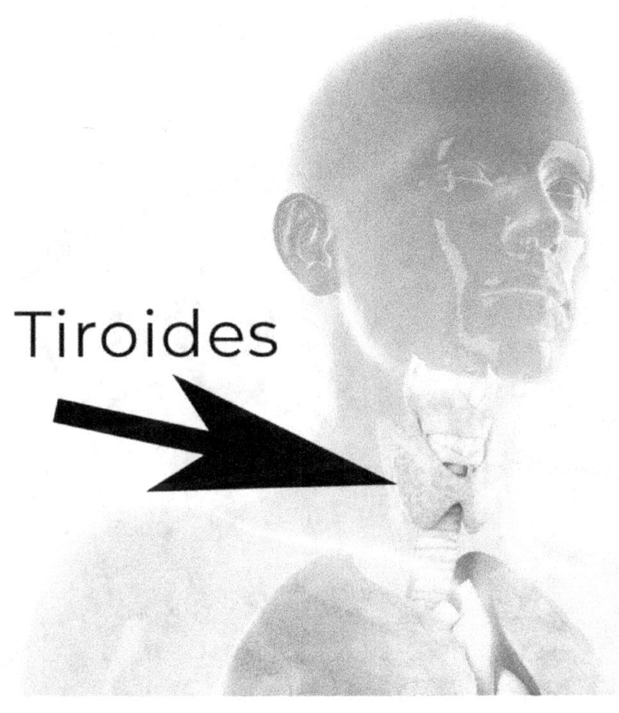

A nivel celular, la glándula tiroides está formada por una serie de globos o lóbulos separados por tejido conectivo por el que circulan los vasos sanguíneos. Esos glóbulos se denominan folículos y están llenos de un líquido que se llama coloide. Ese Coloide está rodeado de las células foliculares y está formado por hormona T3 o Triyodotironina y, a partir de él, las células parafoliculares, producen T4. Dispersas entre esas células foliculares también se encuentran otras células llamadas parafoliculares, que segregan calcitonina. La Calcitonina tiene un importante papel

Vivir con Hipotiroidismo

en el metabolismo del calcio.

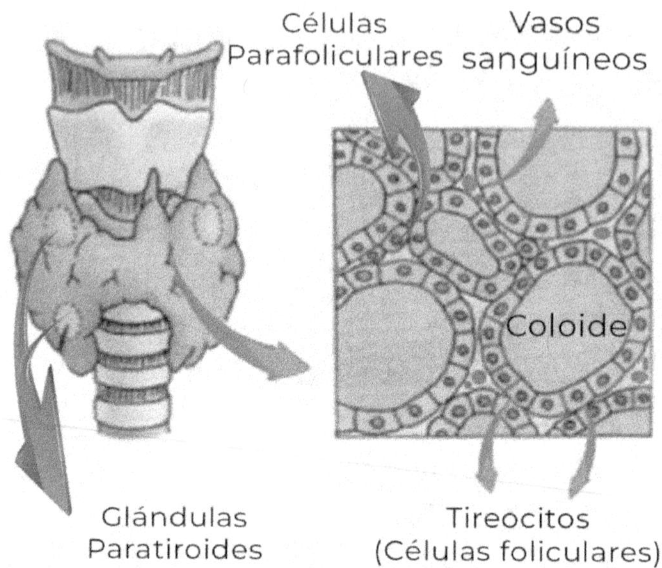

La función principal de la glándula tiroides es regular el metabolismo y la sensibilidad del cuerpo a otras hormonas. También influye en el metabolismo del calcio.

La tirosina **se encarga de regular el metabolismo celular**, es decir, cómo se convierten los nutrientes que tomamos con la alimentación en alimento para la célula o en material para almacenarlos (grasa) en caso de no ser consumidos. Es decir, transformar los alimentos en energía y utilizar esa energía o almacenarlos en forma de grasa para cuando haga falta.

Cuando los niveles de hormonas tiroideas **son más bajos de la cuenta, el organismo tiene mucha dificultad para procesar y asimilar los nutrientes de los alimentos para producir energía** y al final se almacenan en forma de grasa con más facilidad. Además, **el déficit de tirosina, hace que sea muy difícil para el cuerpo**, convertir la grasa acumulada en energía, con lo que cada vez se engorda más y más.

Para explicar cómo afecta el mal funcionamiento de la tiroides, vamos a ver un ejemplo.

Imagínate que tu cuerpo es un supermercado. Los camiones llegan con la mercancía para vender. Esos camiones representarían los alimentos que tomas.

Habría trabajadores que descargan los camiones, pero no hay suficiente personal para que saque la mercancía de las cajas. Eso representaría al proceso de la digestión y absorción de nutrientes. No todos los nutrientes son correctamente procesados y como no hay hormonas tiroideas suficientes, muchas cajas se guardan sin sacar lo que hay dentro almacenándolas en forma de grasa.

Las personas van a comprar mercancía, para comer en

sus casas, (estas personas representarían las células de tu cuerpo), pero hay muy pocas cosas en las estanterías, porque la mayoría de las cosas están ya en el almacén, pero dentro de las cajas, con lo cual no se sabe dónde está cada cosa. Y no hay personal para ir viendo lo que hay en el almacén para clasificarlo correctamente.

Como tampoco se ha sacado lo que hay en las cajas, tu cuerpo no sabe realmente los nutrientes que ha almacenado en forma de grasa y cuando tu organismo tiene una necesidad de energía, no sabe dónde encontrar la energía que almacenó y tampoco es capaz de proporcionártela.

Así a groso modo, tu cuerpo cada vez almacena más nutrientes en forma de grasa, pero luego tampoco es capaz de utilizar esa grasa para proporcionarte energía y por eso te sientes tan cansada y es tan complicado perder peso

Glándulas Paratiroides

En la cara posterior de la glándula tiroidea se encuentran **las glándulas llamadas Paratiroides** que sintetizan (fabrican) la hormona Parathormona que juega un importante papel en la síntesis del calcio.

La **Parathormona extrae calcio de los huesos** y lo vierte en la sangre cuando hay un requerimiento de calcio en el organismo y no hemos aportado lo necesario en la dieta. La **Calcitonina reduce los niveles de calcio en sangre para depositarlo en los huesos** cuando hay exceso del mismo. El equilibrio entre ambas hormonas es **fundamental** para el buen funcionamiento del organismo.

Cuando se extrae la glándula tiroidea mediante cirugía a consecuencia de un cáncer, luego hace falta regular el metabolismo del calcio también.

2.- ¿Qué es el hipotiroidismo?

El hipotiroidismo se produce cuando la glándula tiroides produce **menos hormonas tiroideas de las necesarias, o cuando no produce hormonas** porque se ha nacido sin ella, o se ha extraído quirúrgicamente.

Los valores normales de hormonas tiroideas en sangre son:

Valores normales de T4 libre: de 0.7 a 1.8 ng/dl (nano gramos por decilitro).

Valores normales de TSH: 0.4 a 4.5 µU/L (mili unidades por litro).

Aquí podemos verlo en un cuadro explicativo:

PERFIL TIROIDEO			
PARÁMETRO	BAJO	NORMAL	ALTO
TSH (Tirotropina)	Menor de 0,30 uIU/mL	Entre 0,30 y 3,3 uIU/mL	Superior a 3,0uIU/mL
T4 (Tiroxina)	Menor de 5,4 ng/dL	Entre 5,4 y 11 ng/dL y 3,3 uIU/mL	Superior a 11 ng/dL
T3 (Triyodotironina)	Menor de 0,8 ng/mL	Entre 0,8 y 2,0 ng/mL	Superior 2,0 ng/mL
T4 Libre	Menor de 0,71 ng/mL	Entre 0,71 y 1,85 ng/mL	Superior a 1,85 ng/mL
T3 Libre	Menor de 2,3 pg/mL	Entre 2,3 y 4,4 ng/mL	Superior a 4,4 pg/mL

Si la TSH se encuentra elevada, significa que la glándula hipófisis detecta una caída en las hormonas tiroideas y segrega la hormona estimulante de la tiroides (TSH) para hacer que la glándula tiroidea fabrique más cantidad de hormona T4 y T3.

Según esta situación tendremos tres posibles casos:

<u>Hipotiroidismo subclínico</u>: se da cuando la enfermedad de la tiroides es aún leve y aunque **se elevan los niveles de TSH, el organismo es capaz de fabricar hormona tiroidea en valores normales.** Es decir, la TSH se encuentra ligeramente elevada pero los niveles de T3 y T4 están en rangos normales. En este caso los médicos no suelen mandar medicación a la

espera de que la situación se resuelva sola.

Es muy frustrante, porque muchas personas si tienen síntomas en esta fase y se encuentran francamente mal, pero como su tiroides es capaz de producir hormonas tiroideas a niveles normales, los médicos no mandan medicación.

En esta fase y siempre que no haya tiroiditis de Hashimoto, ni ninguna inflamación de la glándula se puede intentar ayudar a que la tiroides funcione algo mejor con suplementos de yodo, zinc y alimentos que activan la glándula tiroidea como puedes ver en los capítulos: **Suplementos nutricionales para hipotiroidismo** y **Alimentación para hipotiroidismo**.

<u>Hipotiroidismo clínico</u>: se presenta cuando **aunque se eleven los niveles de TSH la glándula tiroides ya no es capaz de fabricar la cantidad suficiente** de hormonas tiroideas para estar dentro de los valores normales. En este caso, ya que el paciente sí presenta síntomas de hipotiroidismo, los médicos suelen mandar un tratamiento que consiste en hormonas tiroideas sintéticas, para reemplazar a las que el tiroides enfermo no es capaz de producir. Suele recibir el nombre de Levotiroxina y puedes ver toda la información sobre cómo tomarla y demás en el capítulo: **Tratamiento**

<u>Hipotiroidismo Central</u>: si la TSH es baja y la T4 también, supone que la **glándula pituitaria o hipófisis no es capaz de producir hormona TSH** en cantidades suficientes, y en este caso el hipotiroidismo no viene porque la tiroides funcione mal sino que es la hipófisis la que no funciona adecuadamente. Este caso es muy raro.

3.- Las causas del hipotiroidismo

El hipotiroidismo puede deberse a varias razones.

Atireotosis: se produce cuando se **nace sin glándula tiroidea** y es la causa más común del **hipotiroidismo congénito** o que se adquiere al nacer. Estos bebés deben tomar las hormonas tiroideas (Levotiroxina), a través de medicación de por vida.

La atireotosis también la sufren las **personas a las que se les extrae la glándula tiroides de forma total como tratamiento para combatir un cáncer** o tumoración que se haya producido en la glándula tiroides, y también deben tomar la medicación hormonal sustitutiva (Levotiroxina) de por vida.

Tiroiditis subaguda: es de naturaleza **autoinmune** aunque no se sabe exactamente por qué se produce. **Primero produce un hipertiroidismo que acaba en un hipotiroidismo crónico.**

Destrucción o atrofia de la glándula: debido a una **readioterapia** de tejidos cercanos como mama o cuello.

Alteración en la hipófisis: si ésta glándula, se

encuentra alterada, puede **producir un de forma deficiente la hormona estimulante del tiroides (TSH)** y debido a ello tener un nivel por debajo de lo deseable de las hormonas tiroideas. En algunas mujeres que **sangran mucho durante el parto,** se produce una degeneración en la hipófisis dando lugar a un hipotirodismo. Este caso recibe el nombre de **síndrome de Sheehan**.

<u>Tratamiento por hipertiroidismo</u>: puede ser que durante el tratamiento por hipertiroidismo con yodo radiactivo o cirugia, se produzca un hipotiroidismo porque se "mata" la glándula y se destruyen las células tiroideas. Es por ello que muchas personas que en principio tenían hipertiroidismo, acaban teniendo hipotiroidismo.

<u>Tiroiditis de Hashimoto:</u> es **la causa más común de hipotiroidismo**. Se trata de una **tiroiditis (inflamación de la glándula) autoinmune,** en que el tejido **tiroideo es destruido de forma progresiva, por el propio sistema inmunitario del paciente**. Puedes ver toda la información sobre esta enfermedad en el capítulo monográfico de esta enfermedad.

<u>Embarazo</u>: a veces durante el embarazo también se produce **hipotiroidismo**. En ocasiones cuando se da a luz se sigue padeciendo este trastorno, y en otros casos se resuelve sin volver a producirse.

<u>Alimentación pobre en yodo:</u> prácticamente **esta situación no se da en nuestros días.** Gracias a que tomamos alimentos procedentes de distintas partes de nuestro país o incluso del mundo, la pobreza en yodo de algunos suelos no afectan a nuestra alimentación, como ocurría el siglo pasado en que normalmente la alimentación era a base de alimentos de nuestro entorno cercano y si había pobreza de yodo en el suelo afectaba enormemente a la población local. Por ejemplo, pueblos alejados de la costa en que no se podía comprar pescado y que los alimentos que se consumían eran del entorno rural del mismo pueblo y no se tenía acceso fácil a alimentos de otros lugares. En esos casos, si el suelo donde se cultivaban los alimentos tenía poca concentración de yodo, sí daba lugar a que en ese pueblo en concreto los casos de hipotiroidismo fueran muy frecuentes, pero como digo esta condición hoy en día en que consumimos alimentos de cualquier parte del mundo de forma generalizada ya no ocurre.

Es más, un exceso de yodo también puede producir hipotiroidismo como veremos más adelante y por lo tanto no es recomendable tomarlo en exceso a base de

Vivir con Hipotiroidismo

complementos nutricionales.

4.- Síntomas hipotiroidismo

Los síntomas del hipotiroidismo son muy diversos e involucran a muchos otros órganos y sistemas del cuerpo humano.

Pueden darse de forma aislada aunque en general suelen aparecer en conjunto.

Se originan de forma muy leve al principio y suelen ir intensificándose con el paso del tiempo, haciendo que, en muchas ocasiones, el paciente se acostumbre a vivir con ellos, pensando que son parte de su forma de ser... y no suele ir al médico hasta que se encuentra realmente mal.

De manera general podríamos decir que los síntomas más comunes de hipotiroidismo son:

Aumento de peso que no tiene que ver con la alimentación, **intolerancia al frío** que puede ser muy acusada, **cansancio, fatiga, dificultad para concentrarse, depresión, debilidad, piel seca, estreñimiento...** Como ves, unos síntomas que pueden achacarse a cualquier otra cosa y es esa la razón por la que muchas veces no se diagnostica.

Vivir con Hipotiroidismo

Hay muchas personas en tratamiento con **antidepresivos**, que lo que tienen en realidad es hipotiroidismo.

Pormenorizadamente por cada sistema corporal se describen los siguientes síntomas:

Aspecto facial

<u>Animia:</u> **palidez en la piel de la cara** con enrojecimiento circular a nivel de la zona de la mandíbula superior (chapetas malares), **inexpresividad** generalizada e hinchazón de los párpados (tumefacción palpebral). Médicamente se denomina cara de payaso cuando hay enrojecimiento malar o cara de luna llena debido a la gran hinchazón que se produce en la cara.

Caída del párpado superior.

Hinchazón de los párpados superiores con bolsas en los párpados inferiores (edema palpebral o periorbitario).

Labios engrosados por la hinchazón y lengua engrosada también que provoca muchas veces que el paciente se muerda al comer o al hablar.

Voz ronca, apagada y lenta en ocasiones muy áspera o

carrasposa.

Caída del pelo de forma androide, es decir, a nivel de las entradas en la frente, con el pelo muy fino, seco y estropajoso. Esta caída del pelo también puede **producirse en las cejas dando lugar al llamado Signo de Hertoghe** o signo de la reina Ana todo ello debido a que los propios anticuerpos son los que atacan a los folículos pilosos. En estos casos el tratamiento con corticoides locales en forma de pomada puede ayudar a evitar o reducir la caída del pelo en estas zonas. (En el capítulo de alimentación para hipotiroidismo verás que la vitamina B12 es de gran ayuda para reducir la caída del cabello).

Piel engrosada en la cara dando aspecto de piel de naranja con los poros muy pronunciados y con el surco naso geniano (el que va de la nariz a las comisuras de la boca) muy marcado.

Hipotiroidismo

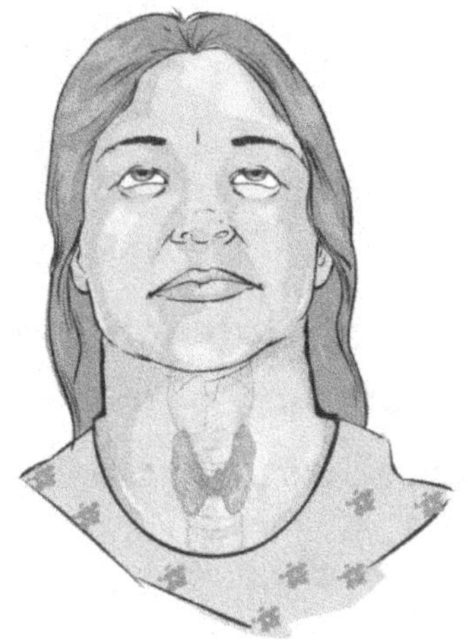

Hipotiroidismo + Bocio

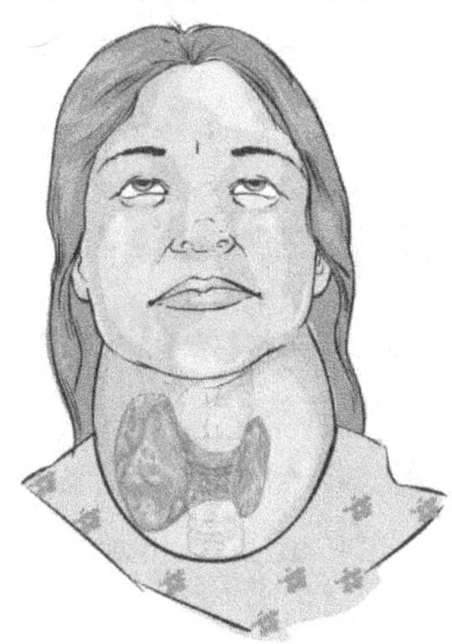

Aparato respiratorio:

Hipoventilación por disminución de la fuerza en los músculos respiratorios que da lugar a una frecuente sensación de ahogo y puede desencadenar un derrame pleural.

Aparato cardiovascular:

Latidos del corazón lentos (bradicardia), con derrame pericárdico e **hipertensión arterial**. Variación en la fuerza de contracción cardíaca debido a los problemas musculares que se describirán más adelante.

Aparato urinario: aumento de urea, creatinina y albúmina en orina así como **sodio bajo** que acaba produciendo bajo nivel de orina en general (anuria) debido a una gran **retención de líquidos,** que son los causantes de la hinchazón facial y generalizada del cuerpo del paciente.

<u>Sistema nervioso:</u>

Letargia o enlentecimiento de la función intelectual (dificultad para pensar), **pérdida de memoria, dificultad para concentrarse**, **somnolencia excesiva** y apatía generalizada.

Depresión profunda que en ocasiones puede desencadenar fenómenos psicóticos o paranoicos. Como ya decíamos antes, muchos pacientes son tratados con ansiolíticos por depresión cuando en realidad lo que tienen es hipotiroidismo.

Cefalea o dolores de cabeza, producidos por el déficit de hormonas tiroideas y en ocasiones por agrandamiento de la silla turca de la base del cráneo, debido a que la pituitaria o hipófisis tiene que producir mucha hormona TSH y se produce una hipertrofia.

Dolores nerviosos y hormigueos de los miembros. También es frecuente que se padezca síndrome del túnel carpiano.

Disminución del sentido del olfato y del gusto.

Pérdida de audición o hipoacusia.

Coma mixedematoso en los casos de hipotiroidismos muy graves y de larga evolución.

Aparato locomotor:

El sistema muscular se ve muy comprometido en los casos de hipotiroidismo, y de hecho se ha descrito una patología específica en casos de hipotiroidismo que pasamos a describir en el capítulo llamado Patología muscular en Hipotiroidismo.

Aquí a modo de resumen hablaremos de **contracturas musculares frecuentes, cansancio muscular excesivo, calambres y dolores musculares generalizados**, con falta de tono muscular generalizado que empeora con el frio. En algunas ocasiones se diagnostica de fibromialgia.

Piel:

Piel pálida, gruesa, reseca y escamosa muy fría y con una muy escasa sudoración.

Engrosamiento de la piel de la palma de las manos y planta de los pies.

Pigmentación en la frente y pómulos que suele

aparecer en el embarazo.

Uñas estriadas, gruesas y quebradizas de crecimiento muy lento.

Mixedema o hinchazón generalizada de la piel que al ser presionado no cambia de color y que se presenta en la cara de forma muy llamativa así como en el resto del cuerpo de forma menos patente.

Aparato reproductor:

En ambos sexos se produce **infertilidad con disminución de la libido y abortos espontáneos** en mujeres.

El descenso de la libido es muchas veces causante de problemas de pareja, ya que es muy acusado sobre todo en las mujeres que realmente no tienen ninguna gana en ningún momento de tener relaciones sexuales.

Alteración en el Metabolismo:

El metabolismo basal se encuentra **muy ralentizado con una gran dificultad para producir calor.**

Hay una gran **intolerancia al frio y baja temperatura**

basal.

<u>Alteraciones sanguíneas:</u>

Anemia: puede ser por **falta de vitamina B12 en el 12%** de los casos, pero también por hemorragias menstruales en mujeres, aunque también debido a la **gran retención de líquidos** que sufren algunos pacientes se produce una hemodilución dando lugar a anemia también.

Hipercolesterolemia o aumento del colesterol en sangre debido a la dificultad para metabolizar y asimilar las grasas procedentes de la alimentación, así como para usar las reservas grasa como fuente de energía.

Disminución de eritropoyetina, vitamina b12 que dificulta la absorción del hierro.

Hiponatremia o baja concentración de sodio en sangre.

Hipoglucemia o baja concentración de azúcar en sangre.

Disminución de hormonas tiroideas T3 y T4.

TSH elevada en el hipotiroidismo primario (el que

proviene del mal funcionamiento de la glándula tiroides) y **disminuida en el hipotiroidismo secundario** (que proviene del mal funcionamiento de la hipófisis) y terciario (que proviene del mal funcionamiento del hipotálamo que le indica al a hipófisis que debe producir más TSH).

Estos síntomas no se dan todos a la vez, afortunadamente, ni todas las personas los sufren. Como norma general los síntomas más frecuentes son mucho cansancio, mucho sueño, mucho frío y aumento de peso de leve a moderado.

5.- Tipos de hipotiroidismo

Dependiendo de las causas que produzcan un déficit de hormonas tiroideas se clasifican varios tipos de hipotiroidismo:

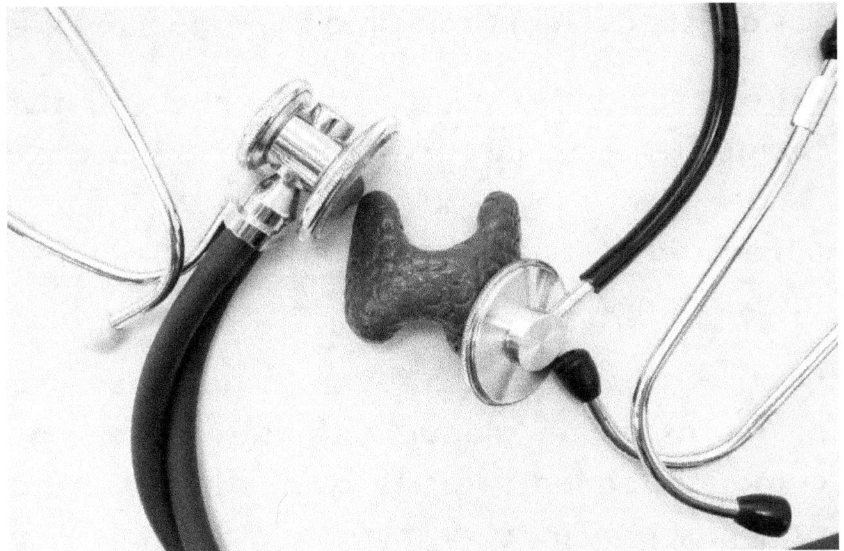

5.1.- Hipotiroidismo Primario

Es el que está causado por el mal funcionamiento de la glándula tiroides que no es capaz de producir cantidad suficiente de hormonas tiroideas T3 y T4.

Las causas del hipotiroidismo primario pueden ser:

Atireotosis: se produce cuando **se nace sin glándula tiroidea** y es la causa más común del hipotiroidismo congénito o que se adquiere al nacer. Estos bebés deben tomar las hormonas tiroideas (Levotiroxina), a través de medicación de por vida.

La atireotosis también la sufren las **personas a las que se les extrae la glándula tiroides de forma total como tratamiento para combatir un cáncer** o tumoración que se haya producido en la glándula tiroides y también deben tomar la medicación hormonal sustitutiva (Levotiroxina) de por vida.

Tiroiditis subaguda: es de naturaleza viral aunque no se sabe exactamente por qué se produce. También recibe el nombre de Tiroiditis de Qervain.

Primero produce un hipertiroidismo que acaba en

un hipotiroidismo crónico. Se da principalmente en **mujeres de 30 a 50 años**. A veces se produce **tras una infección viral** en las vías respiratorias altas y otras se ha descrito que aparece tras el parto. En esta la hipofunción de la glándula no tiene que ver con procesos de autoinmunidad.

Destrucción o atrofia de la glándula: debido a una readioterapia de tejidos cercanos como mama o cuello.

Tratamiento por hipertiroidismo: puede ser que durante el tratamiento por hipertiroidismo con yodo radiactivo o cirugía se produzca un hipotiroidismo al destruirse el tejido tiroideo por la radiación.

Tiroiditis de Hashimoto: es la causa más común de hipotiroidismo. Se trata de una **tiroiditis autoinmune en que el tejido tiroideo es destruido de forma progresiva por el propio sistema inmunitario del paciente**. Puedes ver toda la información sobre esta enfermedad en el capítulo 8 que está dedicado en exclusiva a la Tiroiditis de Hashimoto.

Embarazo: a veces durante el embarazo también se produce hipotiroidismo debido al **gran requerimiento de yodo que tiene el cuerpo durante la gestación** y eso produce que el organismo no tenga suficiente yodo para fabricar las hormonas tiroideas en una concentración adecuada y por tanto se produzca un hipotiroidismo. En ocasiones cuando se da a luz se sigue padeciendo este trastorno, y en otros casos se resuelve sin volver a producirse.

<u>Alimentación pobre en yodo</u>: prácticamente esta situación no se da en nuestros días. Gracias a que tomamos alimentos procedentes de distintas partes de nuestro país o incluso del mundo, la pobreza en yodo de algunos suelos no afectan a nuestra alimentación, como ocurría el siglo pasado en que normalmente la alimentación era a base de alimentos de nuestro entorno cercano y si había pobreza de yodo en el suelo afectaba enormemente a la población local. Es más, un exceso de yodo también puede producir hipotiroidismo por lo tanto no es recomendable tomarlo en exceso a base de complementos nutricionales.

5.2.- Hipotiroidismo secundario o central

Este hipotiroidismo es debido a una inadecuada estimulación de la glándula tiroidea para que fabrique sus hormonas debido a que **la hipófisis no produce**

hormona TSH en una concentración adecuada.

Esto puede tener varias causas: tumores, malformaciones en los vasos sanguíneos que irrigan la hipófisis, extirpación quirúrgica de la hipófisis, afectación tras una radioterapia, enfermedades infiltrativas, hipófisis linfocitaria o bien haber nacido con alguna malformación o ausencia de la hipófisis.

En algunas mujeres que sangran mucho durante el parto, se produce una degeneración en la hipófisis dando lugar a un hipotirodismo. Este caso recibe el nombre de síndrome de Sheehan.

5.3.- Hipotiroidismo periférico

Esto se da en situaciones **muy poco frecuentes** en las que hay una **incapacidad de los tejidos blandos de responder a la hormona tiroidea**. Es decir, que la glándula tiroides funciona correctamente y también la hipófisis fabrica la cantidad adecuada de TSH pero las hormonas tiroideas **no consiguen penetrar en los tejidos**. A veces la falta de vitamina C puede producir una mala penetración de las hormonas tiroideas en los tejidos, por ejemplo.

Este hipotiroidismo podría ser el que sufren **muchas**

personas con sintomatología de hipotiroidismo, pero que en los análisis de sangre dan perfiles de hormonas tiroideas correctos y es mucho más común de lo que los médicos quieren reconocer. También se da en personas que aun tomando medicación para el hipotiroidismo y con análisis de sangre dentro de la normalidad siguen sintiéndose mal.

Es muy importante en estos casos tomar suplementos nutricionales que ayuden a la penetración de las hormonas tiroideas a nivel celular ya que ayudan enormemente a hacer que esa sintomatología desaparezca facilitando que las hormonas tiroideas penetren dentro de las células. Puedes ver amplia información sobre cuáles son los suplementos nutricionales más adecuados en este caso en el capítulo 11 que habla de los: **Suplementos nutricionales para hipotiroidismo.**

6.- Patología muscular en hipotiroidismo

Este punto para mí es uno de los más importantes ya que explica por qué a las personas que padecen hipotiroidismo **les cuesta tanto trabajo perder peso** aun cuando gracias a la medicación tienen los niveles de hormonas tiroideas en niveles normales y prácticamente no he visto a nadie hablando sobre ello.

En casi todos los casos de hipotiroidismo existe cierta afectación neuromuscular y los síntomas más frecuentes son: fatiga, debilidad muscular proximal, reflejos osteotendinosos hipoactivos y dolores musculares generalizados.

En algunos casos en que se produce un hipotiroidismo severo, generalmente tiroiditis de Hashimoto de rápida evolución que se tardan en diagnosticar, se puede llegar a producir un fenómeno de destrucción masiva de masa muscular que se llama **rabdomiolisis** y que se produce **cuando las células musculares se desintegran...** es como si se disolvieran liberando grandes cantidades de la mioglobulina que tienen en su interior al torrente sanguíneo pudiendo producir un daño severo en los riñones en casos muy extremos.

En cualquier caso, la afectación muscular producida por el hipotiroidismo es muy frecuente e ignorada generalmente por los médicos. Es la principal causante de que una vez se haya instaurado un nivel óptimo de hormonas tiroideas gracias a la medicación, el paciente siga sin perder peso y sintiendo dolores generalizados.

¿Ves? Este punto es verdaderamente importante y no he visto a nadie en ningún blog, foro o a algún médico hablando sobre esto que es la verdadera clave de que si tienes hipotiroidismo te cueste tantísimo perder peso, aunque sin embargo, si difunden el bulo de los alimentos bociógenos o el gluten por ejemplo. El tema del gluten o de los bociógenos no está demostrado científicamente, sin embargo el tema de la patología muscular en hipotiriodismo sí.

Es un tema que me llevaba rondando la cabeza mucho tiempo, y que investigando para hacer un vídeo de mi canal de YouTube, descubrí que había sido descrito por un equipo médico sobre una paciente que estuvo a punto de morir por una desintegración masiva de masa muscular ante una subida muy brusca de TSH hasta los 435mIU/mL que padeció. Es una investigación desarrollada por los doctores Juan P. Brito, Juan P. Domecq, Gabriela Prutsky, Germán Málaga, Larry Young y Atil Y. Kargi.

Vamos a ver a continuación en qué consiste esta patología que tiene un nombre específico para el hipotiroidismo debido a la frecuencia con la que ocurre.

Es una **enfermedad propia del hipotiroidismo que afecta a la musculatura del cuerpo a nivel generalizado. Se denomina Miopatía Hipotiroidea**. De todas las personas que padecen hipotiroidismo **del 30 al 80% padecen síntomas neuromusculares** dependiendo de la gravedad del hipotiroidismo. El síndrome del túnel carpiano estaría dentro de estas patologías neuromusculares y afecta a entre el 15 y el 30% de los pacientes con hipotiroidismo.

Otra afectación frecuente es **la miocinia, que son las contracciones involuntarias y rápidas de los párpados que se relaciona directamente con la falta de magnesio** en sangre y que en los pacientes hipotiroideos son muy comunes.

La teoría más aceptada de las razones por las que se produce esta dolencia es que la **deficiencia de hormona tiroidea** producida por el hipotiroidismo,

afecta de forma muy negativa al metabolismo normal que proporciona energía al músculo. Esto hace que se produzca de forma anómala el glucógeno que es la fuente principal de energía del músculo y se obtiene del metabolismo de los hidratos de carbono. Se ve muy alterada **la cadena oxidativa mitocondrial y el intercambio de triglicéridos a nivel celular,** que es la forma en la que los músculos obtienen su energía. Debido a esa incapacidad para obtener energía **se produce un daño muscular directo.**

Esto quiere decir que al igual que el organismo en general tiene dificultad para extraer la energía procedente de los alimentos y hacer que esta energía penetre en las células para que puedan desarrollar sus funciones, en particular en la musculatura hay dificultad para que los músculos puedan almacenar glucógeno, que es la fuente principal de energía que usan las células musculares para realizar su función y ante esta falta de energía se desintegran vertiendo su contenido a la sangre. Este contenido puede resultar tóxico si se produce la rotura de gran cantidad de células musculares y los riñones al filtrarlo se dañan también en casos muy extremos.

La sintomatología se traduce en una **función muscular inadecuada con dolor, principalmente cuando se**

realiza ejercicio o alguna actividad, debido sobre todo, a la **poca disponibilidad de energía que llega al músculo,** proveniente de la combustión aeróbica del glucógeno. Esta escasez e imposibilidad de suministrar energía por vías aeróbicas al músculo, produce una sustancia llamada piruvato. Este piruvato hace que **el pH muscular se acidifique de forma muy brusca y produce calambres y fatiga al más mínimo esfuerzo.** Además se describe una **disminución en la carnitina muscular, que también interviene en la combustión de energía en las células musculares.**

En los pacientes con hipotiroidismo o hipertiroidismo, que suelen tener también resistencia a la insulina y metabolizan de manera deficiente los hidratos de carbono, tienen un gran impedimento a **que se acumule glucógeno en los músculos y eso es la principal causa de** esta patología muscular.

Para que nos entendamos: al haber **problemas para obtener energía de los alimentos** para que nuestro organismo realice las tareas diarias o el ejercicio, **los músculos no tienen su combustible esencial, el glucógeno**, para poder realizar su función correctamente, y **esto hace que se destruya la masa muscular y produce un dolor generalizado.** Ese dolor muscular generalizado es una característica de un metabolismo de los hidratos de carbono defectuoso.

Las manifestaciones neuromusculares más frecuentes son **dolores musculares, fatiga, debilidad muscular y reflejos osteotendinosos hipoactivos** (falta de reflejos).

La rabdomiolisis o destrucción de la masa muscular se produce en mayor o menor medida dependiendo de la gravedad del hipotiroidismo y las fluctuaciones que tenga el paciente en los niveles de hormonas tiroideas y TSH.

En muchos casos **se produce rigidez muscular de manera súbita, que cursa como calambres generalmente en la planta de los pies y/o en los gemelos** (pantorrillas), en muchas ocasiones de forma simétrica, es decir **de los dos pies a la vez** y que tras un periodo intenso, termina de forma súbita de la misma manera que comenzó.

Otro patrón muy común es **debilidad muscular** proximal o de los músculos de las extremidades que más cerca están del tronco, como serían **bíceps y tríceps** en los brazos y **glúteos, cuádriceps y femoral** en las piernas.

Las personas que toman medicamentos para reducir

el colesterol y padecen hipotiroidismo deben estar pendientes ya que pueden hacer que la patología neuromuscular se magnifique.

Estos medicamentos hipolipemiantes (que reducen los lípidos en sangre) y que afectan de forma muy negativa a la patología neuromuscular hipotiroidea son: Artovastatina (Lipitor), Fluvastatina (Lescol), Simvastatina (Zocor), Pravastatina (Pravachol) y Lovastatina (Mevacor).

Por todo ello, cuando aún no están estables los niveles de hormonas tiroideas ESTÁ DESACONSEJADA LA PRÁCTICA DE NINGUNA ACTIVIDAD DEPORTIVA.

Una vez que se han conseguido unos niveles normales de hormonas tiroideas, es **IMPRESCINDIBLE reponer esa masa muscular que se ha dañado** y desaparecido durante el transcurso de la enfermedad.

Justamente las claves para reponer esa masa muscular, son las mismas que te ayudarán a perder todo el peso que has ganado desde que comenzó tu enfermedad y podrás ver cómo hacerlo en el capítulo 12 Cómo adelgazar con hipotiroidismo.

7.- Diagnóstico hipotiroidismo

La mejor forma de diagnosticarlo es pedirle al médico que nos haga un análisis de sangre. Así de sencillo. En caso de padecerlo, se trata con terapia hormonal sustitutiva que consiste en tomar una pastilla a diario y podrás hacer vida totalmente normal.

Se deben analizar los valores en sangre de las hormonas tiroideas T3, T4 y TSH.

Los valores normales de hormonas tiroideas en sangre son:

Valores normales de **T4 libre: de 0,7 a 1,8 ng/dl** (nanogramos por decilitro)

Valores normales de **T3 libre: de 2,3 a 4,4 ng/dl** (nanogramos por decilitro)

Valores normales de **TSH: 0,3 a 3 mU/L** (miliunidades por litro)

PERFIL TIROIDEO			
PARÁMETRO	BAJO	NORMAL	ALTO
TSH (Tirotropina)	Menor de 0,30 uIU/mL	Entre 0,30 y 3,3 uIU/mL	Superior a 3,0uIU/mL
T4 (Tiroxina)	Menor de 5,4 ng/dL	Entre 5,4 y 11 ng/dL y 3,3 uIU/mL	Superior a 11 ng/dL
T3 (Triyodotironina)	Menor de 0,8 ng/mL	Entre 0,8 y 2,0 ng/mL	Superior 2,0 ng/mL
T4 Libre	Menor de 0,71 ng/mL	Entre 0,71 y 1,85 ng/mL	Superior a 1,85 ng/mL
T3 Libre	Menor de 2,3 pg/mL	Entre 2,3 y 4,4 ng/mL	Superior a 4,4 pg/mL

Si la TSH se encuentra elevada, significa que la glándula hipófisis detecta una caída en las hormonas tiroideas y segrega la hormona estimulante de la tiroides (TSH) para hacer que la glándula tiroidea fabrique más cantidad de hormona T4 y T3.

Según esta situación tendremos tres posibles casos:

a)   Hipotiroidismo subclínico:

Se considera hipotiroidismo subclínico, cuando la enfermedad de la tiroides es aún leve y aunque se elevan los niveles de TSH **el organismo es capaz de fabricar hormona tiroidea en valores normales**. Es decir, la **TSH se encuentra alta pero los niveles de T3 y T4 están en rangos normales.** En este caso los médicos no suelen mandar medicación a la espera de que la situación se resuelva sola.

Como ya hemos comentado con anterioridad, en esta fase, **SI se pueden tomar suplementos de yodo, precursores de hormonas tiroideas y estimular la glándula tiroidea con la alimentación.**

Es en este caso, cuando suelen funcionar estas cosas y es cuando es recomendable hacerlo. Puedes ver toda la información en los capítulos referentes a estos temas: Suplementos especiales para hipotiroidismo y Alimentación para hipotiroidismo.

b)   <u>Hipotiroidismo clínico:</u>

Se considera hipotiroidismo clínico, cuando **aunque se eleven los niveles de TSH la glándula tiroides no es capaz de fabricar la cantidad suficiente de hormonas tiroideas** para estar dentro de los valores normales. En este caso ya que el paciente sí presenta síntomas de hipotiroidismo, los médicos suelen mandar un tratamiento que consiste en hormonas tiroideas sintéticas para reemplazar a las que el tiroides enfermo no es capaz de producir. Es el preparado denominado Levotiroxina en su nombre genérico.

c)   <u>Hipotiroidismo Central</u>:

Se considera hipotiroidismo central cuando la **TSH es baja y la T4 también**,   supone que la glándula pituitaria o hipófisis no es capaz de producir hormona TSH en cantidades suficientes y en este caso el hipotiroidismo no viene porque la tiroides funcione mal sino que **es la hipófisis la que no funciona adecuadamente**.

Las razones por las que se produce puede ser un adenoma de hipófisis o un tumor cerebral que comprima el hipotálamo. Este caso es muy raro.

Sin embargo hay otra razón que puede dar con cierta frecuencia y es que el paciente esté siendo tratado con dopamina o litio ya que estas drogas inhiben las funciones del hipotálamo responsable de hacer que se segregue la TSH y pocas veces se tiene en cuenta.

Hay muchos pacientes con hipotiroidismo que además tienen trastornos de tipo psiquiátrico como **ansiedad, depresión profunda con episodios de pánico** y que son tratados con **Litio** para mejorar este problema, pero a veces no se tiene en cuenta que esto interferirá en su tratamiento del hipotiroidismo y puede hacer que en ocasiones estos trastornos psiquiátricos se acentúen aún más y se pase por alto la interferencia entre el Litio y la fabricación de TSH

En el prólogo te contaba que yo tengo hipotiroidismo

desde hace dieciséis años.

En cuando empecé a tener síntomas, sospeché que era hipotiroidismo y así se lo dije a mi médico que era un hombre de unos 50 años. Le dije que había estudiado anatomía patológica y que tenía unos síntomas que además había leído que eran de hipotiroidismo y que me derivase al endocrino para que me hicieran un estudio.

Pero él no me quiso hacer caso, y le quitó importancia a mis quejas... además eso de que hubiese consultado en internet le debió hacer pensar que era una hipocondríaca o algo y me mandó una dieta de 1200 calorías y ya está. Me dijo que habría ganado peso por la edad (¡¡Acababa de cumplir 30 años!!)

Yo seguía encontrándome muy mal y no perdía peso y estuve varios meses haciendo dietas cada vez más estrictas y junto con ejercicio aunque con mucho dolor muscular.

El tema del dolor al hacer ejercicio, es muy característico en hipotiroidismo por la patología muscular que se desarrolla y que ya te he comentado antes. Yo seguía encontrándome fatal y no perdía ni un gramo... al revés, cada vez cogía más peso y me encontraba cada vez peor.

Cuando mi médico me quiso hacer caso por fin y me realizaron mi primer análisis de sangre para medir los valores de hormonas tiroideas, mi TSH estaba en 13. Mi médico se sorprendió de que fuera tan alto y pensó que habría habido algún fallo en el análisis en el laboratorio y me volvió a repetir la analítica.

A los quince días de hacerme de nuevo la analítica me había subido la TSH a 25 y me encontraba francamente mal.

Mi médico se asustó, y me dijo: "¡¡vaya, pues sí que estabas mal!!, ¿Cómo te diste cuenta de que era hipotiroidismo?"...

Después del tiempo que me costó que me hiciera caso y me mandara la analítica, ¡¡va y me suelta eso!!... y le dije muy indignada: "Te dije que había estudiado Anatomía Patológica!!", y me dijo que de eso no se acordaba, que pensaba que lo había buscado en internet.

En fin esto le pasa a mucha gente, no entiendo por qué los médicos son tan reacios a mandarte un análisis de sangre antes de nada para descartar y evitar sufrimientos innecesarios a sus pacientes. Pero eso de que les digas que por tu cuenta has visto que tus síntomas coinciden con una enfermedad en general se lo toman muy mal y no te suelen hacer caso. Quizá lo recomendable sea intentar no decirle que has encontrado cuál es tu diagnóstico por tu cuenta e intentar que sea él el que lo deduzca y para eso, debes decirle muy bien cuáles son todos tus síntomas.

8.- Tiroiditis de Hashimoto

También se la conoce como Tiroiditis crónica autoinmune, Tiroiditis de Hashimoto o Tiroiditis linfocitaria crónica.

En el mundo desarrollado, **es la causa de hipotiroidismo más frecuente** ya que debido a la globalización y al consumo generalizado de alimentos que provienen de distintas zonas, la pobreza en yodo del suelo prácticamente no afecta al desarrollo de esta enfermedad en el siglo XXI. Afecta a entre el 4 y el 15% de población adulta. Es mucho más frecuente en mujeres de entre 30 y 50 años.

Fue descrita por primera vez por Hakaru Hashimoto en 1912 haciendo referencia a una serie de pacientes que desarrollaron bocio junto con una infiltración linfocítica de la glándula tiroides intensa.

Se caracteriza por un **cuadro de hipotiroidismo que va avanzando progresivamente** y en algunos casos también aparece bocio, todo ello debido a la destrucción del tejido tiroideo por ataque del propio sistema inmunológico del paciente provocando la ruptura de las células de los folículos tiroideos.

Al **principio los síntomas son muy leves** y se van agravando con el tiempo hasta que te encuentras francamente mal. Lo malo es que a veces como esos síntomas comienzan lentamente hay personas que se acostumbran a vivir con ellos y no los achacan a que tienen una enfermedad y simplemente creen que es que son así... por ejemplo, creen que son muy frioleros o que se cansan mucho. Hay personas incluso que han sufrido el rechazo de las personas de su entorno o en el trabajo porque piensan que son unos vagos y por eso se cansan tan rápido o se quedan dormidos sin querer.

Esta enfermedad afecta con mucha más frecuencia a las mujeres en una proporción de 7 a 1. Aproximadamente el 10% de la población tiene un pequeño porcentaje de anticuerpos tiroideos pero conforme avanza la edad ese porcentaje aumenta considerablemente.

¿Qué es la glándula tiroides?

La glándula tiroides recibe su nombre de la palabra Thyreoeides que significa escudo, porque antiguamente se pensaba que su función era la de proteger la tráquea.

La glándula tiroides, es una de las glándulas endocrinas más grandes del organismo. Está **situada en la**

garganta por encima de la tráquea. Tiene un peso de entre 15 y 30 gramos en el adulto y está formada por dos lóbulos que se unen en su parte baja dando una forma característica de mariposa.

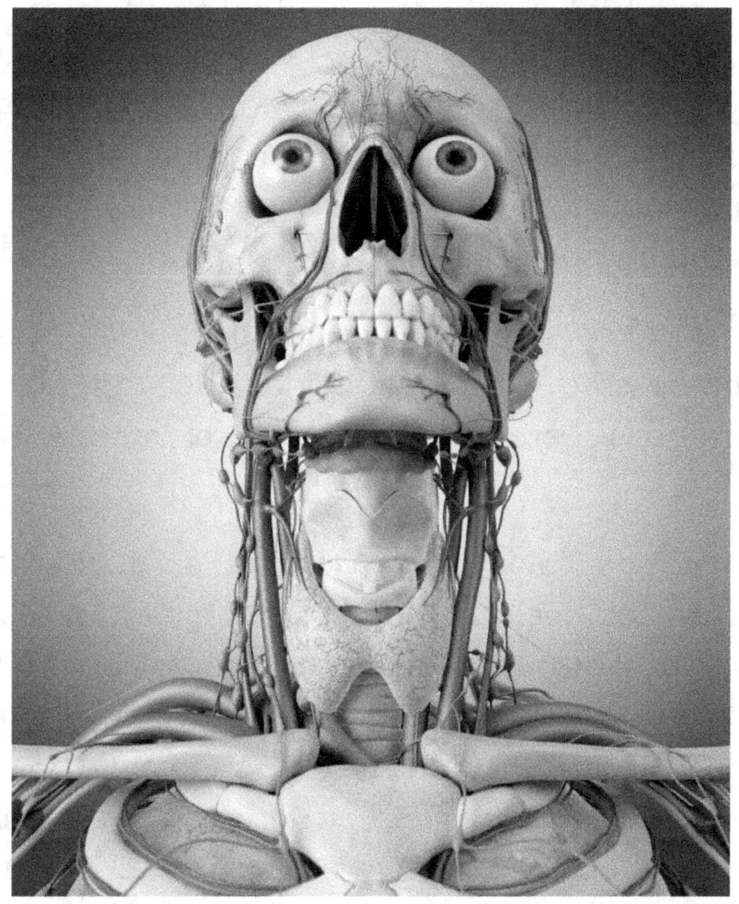

A nivel celular, la glándula tiroides está formada por una serie de globos o lóbulos, separados por tejido conectivo por el que circulan los vasos sanguíneos.

Esos glóbulos se denominan folículos y están llenos de un líquido que se llama coloide. El Coloide está rodeado de las células foliculares formando una especie de burbujas. Está formado por hormona T3 o Triyodotironina y a partir de él las células parafoliculares producen T4. Dispersas entre esas células foliculares también se encuentran otras células llamadas parafoliculares que segregan Calcitonina. La Calcitonina tiene un importante papel en el metabolismo del calcio.

La función principal de la glándula tiroides es regular el metabolismo y la sensibilidad del cuerpo a otras hormonas. También influye en el metabolismo del calcio.

La tiroxina **se encarga de regular el metabolismo celular**, es decir, cómo se aprovechan los nutrientes que tomamos con la alimentación. Por un lado, se convertirán en alimento para la célula o bien en material para almacenarlos en caso de no ser necesarios porque nuestro cuerpo no esté teniendo un gasto calórico importante. Es decir, el metabolismo transforma los alimentos en energía y utiliza esa energía para las funciones celulares en ese momento o los almacena en forma de grasa para cuando haga falta.

8.1- ¿Cómo se produce la tiroiditis de Hashimoto?

La causa real se desconoce en la actualidad, pero por alguna razón que puede ser un virus, un traumatismo en el cuello o los esfuerzos que se realizan durante el parto, **la glándula tiroides se inflama** y parte del **coloide** que contienen los folículos sale al exterior **vertiéndose al torrente sanguíneo**. **Ese coloide es detectado por nuestro sistema inmunológico como un agente extraño y se desencadena una respuesta inmunológica hacia este coloide**.

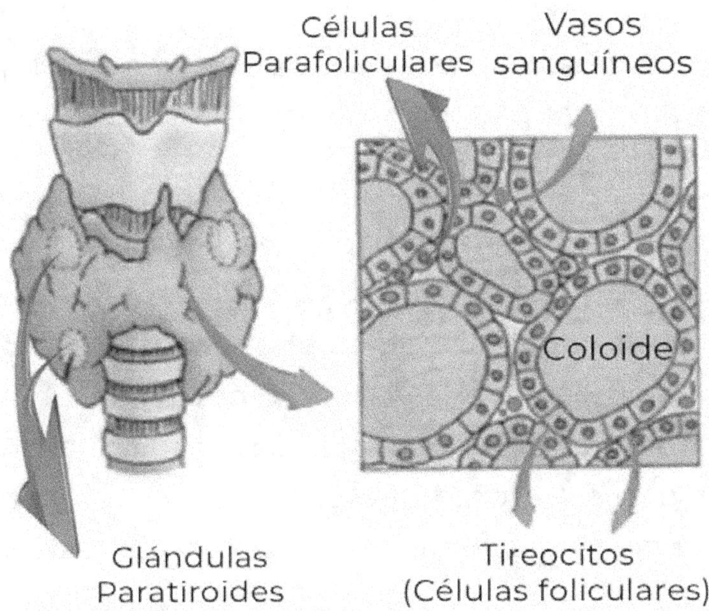

Vivir con Hipotiroidismo

Este ataque por parte de los anticuerpos, está dirigido a toda la glándula tiroidea. Se va produciendo una degradación de los folículos que hace que más coloide se vierta al exterior. Esto produce un círculo vicioso muy complicado de detener.

Durante la evolución de la enfermedad **se alternan episodios** en que la glándula tiroides produce menos hormonas de la cuenta y se sufre **hipotiroidismo con toda su sintomatología** con otros episodios en que la hinchazón de la glándula produce un exceso de hormonas tiroideas y se sufre **hipertiroidismo con toda la sintomatología de hipertiroidismo** también.

Por eso muchas veces se diagnostica a un paciente hipertiroidismo, pero luego tiene síntomas de hipotiroidismo o viceversa.

Esta es la razón por la cual cuando se padece Tiroiditis de Hashimoto está totalmente desaconsejado tomar suplementos de yodo. Los suplementos de yodo producen una sobre estimulación de la glándula tiroides. Esta estimulación hace que se intensifique el ataque de los anticuerpos haciendo que se inflame aún más. De esta forma la evolución de la enfermedad es mucho más rápida y se destruye el tejido tiroideo más rápidamente.

Poco a poco **se va sustituyendo el tejido** glandular por tejido cicatricial fibroso y se van cerrando los folículos que se habían abierto. Este proceso de cicatrización se mantiene hasta que el organismo es capaz de cerrar por completo las aberturas de forma que el coloide no salga al exterior. En este punto, la glándula puede haber sido destruida en su totalidad o de forma parcial. Dependiendo de lo funcional que sea, es decir, **de la cantidad de hormonas tiroideas que sea capaz de producir** una vez que ya no está inflamada ni siendo atacada por los anticuerpos, deberemos **sustituir las hormonas** que no es capaz de fabricar de manera externa, mediante la ingestión de **hormonas tiroideas sintéticas de por vida.** Estas hormonas sintéticas reciben el nombre de **Levotiroxina Sódica**.

Se deben vigilar los **niveles tiroideos cada seis meses o un año** por si la glándula tiroidea sufre nuevas alteraciones detectarlas lo antes posible.

La tiroiditis de Hashimoto, ocurre más frecuentemente en **mujeres a partir de los 30 años,** pero puede producirse a cualquier edad y también puede afectar a hombres.

En algunos casos, los **esfuerzos del parto, pueden producir que se inflame la glándula también**, y en estos casos recibe el nombre de **tiroiditis postparto**. Es muy frecuente y tarda bastante en detectarse debido a que en el postparto la mujer puede haber ganado peso y sentirse triste en esta fase y no suelen achacarse estos síntomas a que se trate de un problema de tiroides.

8.2.- Síntomas de Tiroiditis de Hashimoto

Los síntomas son los mismos que los del hipotiroidismo que ya hemos descrito antes. Son de comienzo muy leve y se van intensificando con el tiempo. Esto produce **muchas veces que el paciente vaya acostumbrándose a padecerlos** y no los identifique como un síntoma de una enfermedad sino de una característica propia de su persona. Por ejemplo, uno de los síntomas muy frecuentes es una sensibilidad al frio muy acusada, pero como comienza de forma muy leve y se va intensificando, el paciente no lo identifica como un síntoma de una enfermedad, sino que piensa que se ha vuelto más friolero con el tiempo, y lo mismo con el resto de los síntomas.

Normalmente cuando un paciente con tiroiditis de Hashimoto acude al médico, es porque se encuentra **realmente mal de forma generalizada.**

Los primeros síntomas suelen ser cansancio,

somnolencia, dificultad para concentrarse (mente nublada), estreñimiento y aumento de peso que no es debido a la alimentación.

Son los síntomas más patentes y los más frecuentes en todos los pacientes. El **cansancio suele ser muy acusado sobre todo por las tardes,** en que es muy habitual **quedarse dormido de forma involuntaria** con mucha facilidad.

El resto de síntomas pueden verse con mayor detalle en Síntomas de hipotiroidismo, pero pasamos a describirlos aquí nuevamente de forma un poco más general:

Ronquera y síntomas de presión den el cuello debido al agrandamiento de la glándula que a veces produce también bocio (hinchazón en el cuello)

Letargo, somnolencia y movimientos lentos.

Disminución de la temperatura corporal que produce también una falta de sudoración.

Pérdida de memoria y dificultad para concentrarse.

Dolores musculares generalizados.

Calambres musculares.

Caída del cabello como consecuencia de un ataque autoinmune a los folículos pilosos.

Irregularidades menstruales como reglas poco abundantes o menos frecuentes (menorragia), **infertilidad, esterilidad** y **abortos espontáneos**. También se produce una **disminución de la libido muy importante**.

Apnea del sueño, es decir, periodos en que se está sin respirar por tiempo prolongado debido a la fatiga y **debilidad de los músculos respiratorios** que acrecienta la somnolencia diurna.

Enfermedades asociadas a la Tiroiditis de Hashimoto (autoinmune)

Es muy frecuente que **junto con una enfermedad autoinmune cohabiten otras enfermedades autoinmunes** y se pude padecer tiroiditis de Hashimoto junto con otras enfermedades producidas por autoinmunidad también.

Las enfermedades más frecuentes que se suelen dar junto con la Tiroiditis de Hashimoto son:

Diabetes mellitus tipo I

Enfermedad de Addison

Artritis reumatoide

Esclerosis múltiple

Vitíligo

Celiaquía

Existe un cuadro denominado **síndrome poliglandular autoinmune tipo II** para englobar una serie de pacientes que tienen dos o más enfermedades autoinmunes de glándulas endocrinas que son: **Enfermedad de Addison (siempre presente) junto con Tiroiditis de Hashimoto y/o diabetes mellitus tipo II.**

(Aclaro que la enfermedad de Addison siempre está presente junto con la Tiroiditis de Hashimoto cuando hablamos de síndrome poliglandular... no significa que todas las personas que padecen tiroiditis de Hashimoto padezcan también enfermedad de Addison).

En ocasiones puede aparecer también una enfermedad neurológica grave llamada Encefalitis de Hashimoto.

Igual te parece que me repito en algunas cosas o que

explico obviedades, y puede ser, pero es que a veces leo cosas en los foros que me hacen repetirme o explicar obviedades para que le quede claro a todo el mundo y que no haya confusión, porque lo que para ti puede estar claro, quizá no lo esté para todo el mundo y lo que pretendo es que este libro ayude a cualquiera que lo lea a entender un poco cómo va esta enfermedad. Te pido disculpas si para ti no haría falta tanta explicación

8.3.- ¿Cómo se diagnostica?

El diagnóstico de la Tiroiditis de Hashimoto se haría igual que del hipotiroidismo **midiendo los niveles de hormonas tiroideas T3, T4 y TSH junto con el análisis de los anticuerpos contra Tiroperoxidasa o TPO.**

Los valores que se obtienen suele ser niveles de T3 y T4 por debajo de lo normal y TSH elevada junto con altos niveles de anticuerpos TPO.

La Tiroperoxidasa (TPO) es una encima que está presente en las células que forman los folículos tiroideos que participan en la fabricación de las hormonas tiroideas. **El 90% de los pacientes que tienen tiroiditis de Hashimoto tienen anticuerpos anti-TPO** (también reciben en nombre de antimicrosomales). Estos anticuerpos anti-TPO también están presentes en la enfermedad de Graves aunque en este caso solo en un 75% de los pacientes.

No obstante, un 15% de la población general sana y mujeres embarazadas sin enfermedades de la tiroides pueden tener anticuerpos anti TPO sin que ello signifique que tienen una enfermedad autoinmune de la tiroides... es decir, puede tenerse presencia de estos anticuerpos sin tener ninguna patología y pueden tenerse presentes en sangre sin tener ninguna enfermedad.

La tiroglobulina es la sustancia precursora de las hormonas tiroideas que se encuentra en el coloide de los folículos de las glándulas tiroideas. La presencia de anticuerpos anti tiroglobulina es muy frecuente en la tiroiditis de Hashimoto ya que en el 80 y 90% de los casos los pacientes con Hashimoto presentan anti-tiroglobulina y anti TPO positivos, siendo muy extraño que se tengan anticuerpos de un solo grupo.

El valor normal de anticuerpos TPO o antimicrosomales es inferior a 5UI/ml y el valor normal del anticuerpo antitiroblobulina es de 0 a 100 IU/ml

9.- Tratamiento hipotiroidismo

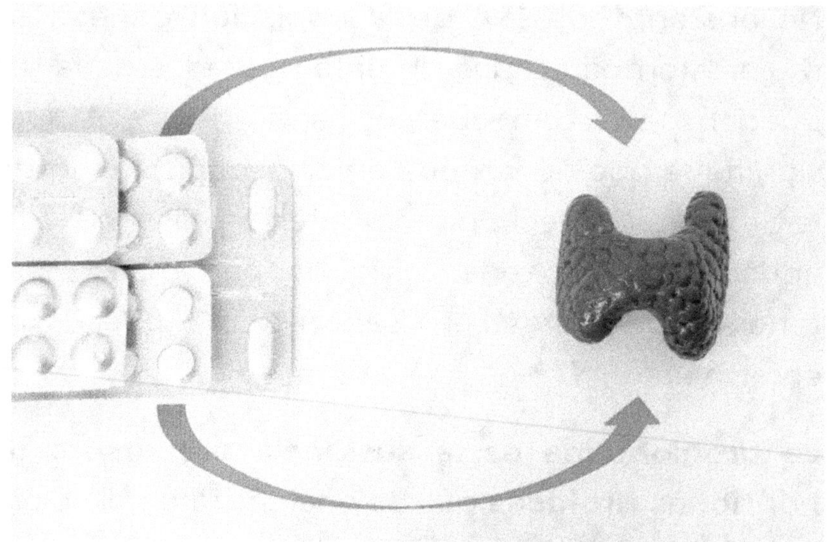

Las personas que tienen hipotiroidismo, deben tomar una medicación para poder remplazar las hormonas que su tiroides no fabrica.

La medicina que reemplaza a las hormonas tiroideas tiene el nombre genérico de Levotiroxina, aunque dependiendo del laboratorio farmacéutico que la comercialice su nombre puede variar como veremos más adelante.

La levotiroxina, L-tiroxina, T4 sintética, **o 3,5-tetrayodo-L-tironina**, es una forma sintética de la tiroxina (hormona tiroidea), usada como un reemplazo hormonal en pacientes con problemas de tiroides.

La UE (Unión Europea) ha estandarizado recientemente, el uso del nombre "levotiroxina" para la droga. Las marcas comerciales comunes, incluyen en Europa a "Euthyrox", "Thyrax", "Levaxin", "Eltroxin"; en EE. UU. "Levoxyl" y "Synthroid".

La levotiroxina tiene un efecto prácticamente igual a la hormona natural de la tiroides: se transforma en T3 en los órganos periféricos y, al igual que la hormona endógena (la que fabrica nuestro cuerpo), desarrolla su acción en los receptores T3; y el organismo es incapaz de apreciar diferencia entre la levotiroxina producida por nuestro cuerpo y la que tomamos de forma artificial en pastillas.

Usos

Esta medicina es un reemplazo hormonal, usualmente recetado a pacientes con un mal funcionamiento de la glándula tiroides, específicamente, hipotiroidismo. También a sujetos con bocio, o agrandamiento de la glándula tiroides independientemente de su causa.

Mecanismo de acción

La levotiroxina produce en el organismo **los mismos**

efectos que la hormona tiroidea fabricada por el cuerpo que se denomina hormona tiroidea endógena.

En general, las hormonas tiroideas **aumentan el gasto de energía**, **influyen sobre el crecimiento y la maduración de los tejidos y células, y afectan la remodelación de todos los tejidos del cuerpo.** Estos efectos están controlados a través de la transcripción del ADN y, en última instancia, de la síntesis de proteínas. Es decir: son las que hacen que **tu cuerpo fabrique nuevos tejidos y repare los daños que se van produciendo en ellos**.

Por eso te crece el pelo y las uñas más despacio, cicatrizas peor... etc.

Las hormonas tiroideas juegan un papel muy importante en ambos procesos de **fabricación de tejidos nuevos y de reabsorción de nutrientes** y son particularmente importantes para el desarrollo del sistema nervioso central en los recién nacidos. Durante el embarazo, regulan la diferenciación celular en los distintos tejidos, es decir hacen que las células del embrión vayan evolucionando para formar los distintos órganos y tejidos. También ayudan en la mielinización de los nervios y el desarrollo de los procesos axonales y dendríticos en el sistema nervioso.

Para que te hagas una idea, **sin ellas el sistema nervioso del bebé no podría formarse de forma adecuada y el futuro bebé podría sufrir retraso mental u otras anomalías del sistema nervioso si llegara a nacer.** Lo que ocurre es que cuando un bebé se está gestando en una madre que tiene hipotiroidismo sin estar tomando medicación, puede suceder que esas malformaciones que se van generando con el crecimiento del bebé sean incompatibles con la vida y acabe produciéndose un aborto espontáneo.

Las hormonas tiroideas, junto con somatotropina, se encargan de la regulación del **crecimiento, en particular de los huesos y los dientes**. Las hormonas tiroideas también se encargan de **disminuir las concentraciones de colesterol en el hígado y el torrente sanguíneo**, y también tienen una acción cardioestimulante directa. Por eso las personas con hipotiroidismo suelen tener el colesterol elevado y les late el corazón más despacio. La administración de la hormona tiroidea ocasiona un aumento del gasto cardíaco y la normalización de todos estos síntomas.

Si quieres tener un bebé, no te preocupes. Si tienes hipotiroidismo y gracias a que estás tomando la medicación tienes tus niveles hormonales estables, puedes quedarte embarazada y tener un niño sano sin ningún problema. Yo he tenido dos embarazos desde que me diagnosticaron el hipotiroidismo. Afortunadamente desde que decidimos tener a nuestros hijos, me quedé embarazada muy pronto y los niños nacieron sanos y sin ningún problema. Únicamente durante el segundo embarazo, tuve que aumentar la dosis de Levotiroxina a 150 microgramos, pero en el primer embarazo estuve tomando la misma dosis de medicación que antes de quedar embarazada que era de 100 microgramos.

Para poder quedarte embarazada y que todo vaya bien, es IMPRESCINDIBLE que tus niveles tiroideos sean los adecuados y que no olvides nunca tomar tu medicación para que no haya desarreglos que puedan afectar a tu bebé.

Absorción

La mayoría de la levotiroxina oral se absorbe **en el íleon y el yeyuno superior**. Es decir en la porción de Intestino Delgado que está justo después del estómago. La absorción puede ser aumentada por el ayuno, ya que si el medicamento llega a esa porción de intestino sin otros alimentos se garantiza que el grado de absorción sea el máximo y se reduce en **pacientes que tienen síndromes de malabsorción.**

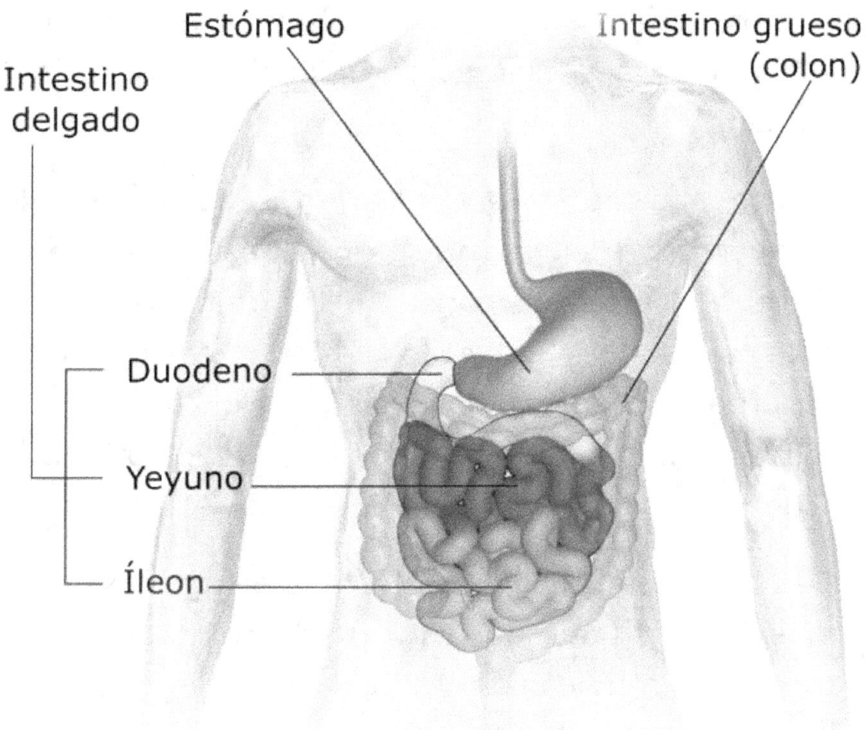

La absorción puede ser inferior a un 80 % cuando hay problemas de mala absorción y en estos casos **hay que ajustar más la dosis**.

El tiempo máximo de absorción, no supera las 8 h.

Las personas cuyo intestino se encuentra inflamado, por **alergias o intolerancias alimentarias**, suelen tener el intestino inflamado de forma crónica y tienen una menor capacidad para absorber la medicación. En estas ocasiones es más complicado dar con la dosis correcta.

En este apartado se encontrarían las **personas celíacas** que ven una mejoría muy grande de su sintomatología tiroidea al evitar el consumo de gluten ya que para ellos esto supone que se les desinflame el intestino y se absorba la medicación mucho mejor. (Hablo de esto más extensamente en el apartado 10.2 Hipotiroidismo y Gluten).

Tras la ingesta, la Levotiroxina **inicia su acción a los 3-5 días**. Por eso realmente que un día puntual se te olvide tomar la medicación no es tan grave ya que las hormonas tiroideas se acumulan en el cuerpo durante unos días.

Las hormonas tiroideas **se metabolizan principalmente en el hígado, riñón, cerebro y músculo.** Los metabolitos o productos de desecho de las hormonas se excretan por orina y por heces.

Se recomienda ingerir la Levotiroxina **30 a 60 min antes de una comida**, para maximizar su absorción. Lo más recomendable es primero tomar un sorbo de agua que haga que todo el esófago esté mojado y así evitaremos que se pueda quedar pegada si llega a alguna parte del esófago más seca si hace tiempo que no bebemos ningún líquido.

No obstante si se queda pegada la pastilla al esófago, aunque es muy molesto, no produce ningún tipo de irritación o úlcera y se despegará sola al poco tiempo.

La ingestión de Levotiroxina **a la hora de dormir** muestra una mejor absorción en algunos pacientes que tomada antes del desayuno. Pero en este caso **habría que esperar una hora y media a que se vaciara por completo** el estómago después de la cena ya que los alimentos podrían dificultar su absorción también.

Si se va a dar este medicamento a un niño que aún no sabe tragar pastillas, lo mejor es pulverizarla y disolverla en un poco de agua natural; dándosela con cuchara o con cuenta gotas de inmediato.

No se deben guardar los restos de la mezcla y no utilice otros alimentos, leches o zumos para disolver las pastillas ya que eso también puede dificultar el grado de absorción del medicamento en el niño.

Vivir con Hipotiroidismo

Si el paciente está tomando algún tipo de antiácido, como carbonato de calcio, hierro, colestiramina, simeticona (Phazyme, Gas X), sulfonato de sodio de poliestireno (Kayexalate), (Questran), colestipol (Colestid), Omeoprazol, ranitidina, sucralfato (Carafate), tiene que dejar 4 horas antes o después de tomar levotiroxina, para los otros medicamentos ya que entonces la absorción de la Levotiroxina sería mucho menor y el paciente podría comenzar a sufrir hipotiroidismo al estar absorbiendo menos cantidad de medicación de la que realmente necesita.

Si la medicación se administra de forma diaria y se produce una alteración en el ciclo o patrón en la forma de tomarla o con algún alimento distinto u otros medicamentos, no provocará daños severos en el paciente, salvo casos de sobredosificación del tratamiento, aunque sí podría comenzar a tener síntomas de hipotiroidismo y encontrarse peor.

Varios estudios han descubierto que tomar café o expreso al mismo tiempo (o poco después) de tomar sus tabletas de Levotiroxina, puede reducir significativamente la absorción de la medicación tiroidea. Y esta es una de las cosas que más hace la gente sin saberlo.

En mi caso concreto, cuando comencé a tomar la medicación, nadie me dijo cómo debía hacerlo. Ni que era mejor en ayunas, ni nada... así que yo me tomo la medicación siempre en el desayuno con una taza de café y una rebanada de pan integral.

Ambas cosas dificultan la absorción de la medicación*, pero como SIEMPRE lo tomo así, y me han ido adaptando la dosis hasta que mis niveles hormonales están estables, esa dosis está ajustada a tomar la Levotiroxina en el desayuno con pan integral y café. Si comenzara ahora a tomar la medicación en ayunas, la dosis que tomo ahora, seguramente sería demasiada y tendrían que calibrármela otra vez.*

Es decir: imagínate que mi dosis adecuada fuera de 100. Yo tomo 125 pero como a la vez me tomo el café y una rebanada de pan integral de esos 125 mi cuerpo absorbe solo 100. Como me encuentro bien, y llevo haciéndolo mucho tiempo pues sigo tomándomelo igual.

Si tú, independientemente de la dosis que tomes, la tomas con otros alimentos o sigues una rutina distinta pero te encuentras bien, sigue haciéndolo igual porque la dosis estará bien calibrada, solamente si te encuentras mal, prueba a tomar la medicación de la manera adecuada porque podrías tener síntomas de hipotiroidismo porque la rutina que sigues a la hora de tomar la medicación no es la correcta.

Si vas a cambiar de marca comercial, consúltalo con tu médico o farmacéutico, pues cada marca de Levotiroxina tiene una cantidad diferente entre lo señalado por el prospecto y la cifra real de medicamento activo.

Olvido de la dosis prescrita

En cuanto recuerdes que se te olvidó tomarla, ingiere la dosis olvidada. Tanto si ya has tomado alimentos o si es mas tarde. **Siempre es mejor tomarla aunque no sea en las condiciones óptimas que no tomarla**. Sin embargo, si ya tendrías que tomar la siguiente, pues te tomas solo una y sigue con la dosificación regular. No hay que tomar una dosis doble para compensar la que olvidó, sin consultar con tu médico.

Ahora bien, es MUY IMPORTANTE tomar la medicación TODOS los días. No hay sustitutos naturales de las hormonas tiroideas y si tu tiroides no fabrica cantidad suficiente de hormonas no hay otra manera de sustituirlas. Nunca dejes de tomar la medicación. **Repito, NO HAY REMEDIOS NATURALES**

PARA SUSTUTIR LAS HORMONAS TIROIDEAS.

Procura hacerlo siempre a la misma hora y de la misma forma como te he comentado antes, pero debes tomarla siempre.

Si ves que te cuesta trabajo seguir una rutina, o que se te olvida tomarla déjala en la cocina en un lugar visible, o ponte una marca de recordatorio en algún lugar para que no se te olvide, pero es de suma importancia que tomes la medicación todos los días para que te encuentres bien.

Embarazo, lactancia

El tratamiento de Levotiroxina no se suspende en el embarazo, y tampoco en la lactancia. Puede incluso ser necesario subir dosis en el embarazo. No se ha descrito que haya riesgos para el feto durante el embarazo por tomar Levotiroxina.

No afecta al bebé de forma negativa, al revés, si no la tomas tu bebé podría tener algún tipo de malformación o retraso mental y de forma más extrema podrías tener un aborto espontáneo.

Yo he tenido dos embarazos teniendo hipotiroidismo y no he tenido ningún problema como *ya te comenté. Sigue las recomendaciones de tu médico y todo irá bien.*

A veces durante el embarazo también hay que tomar suplementos de hierro y deberías evitar que se mezclen tomándolos con cuatro horas de diferencia. Podrías tomar la Levotiroxina en ayunas y luego el suplemento de hierro y calcio al medio día.

Sobredosificación

Cuando el organismo recibe una dosis por encima de la necesaria debido a una sobremedicación con levotiroxina, se denomina hipertiroidismo iatrogénico o yatrogénico, secundario a una sobredosis, toma accidental o utilización sin indicación.

La levotiroxina tomada en **dosis más altas de lo necesario puede producir hipertiroidismo** con los siguientes síntomas: dificultad de dormir, rubor, temblores, dolor en el pecho, palpitaciones, nerviosismo, irritabilidad, dolor de cabeza, arritmia cardíaca, sudoración excesiva, fiebre, hinchazón de extremidades y de tobillos, descontrol en pérdida o ganancia de peso y/o aumento de apetito, dolor de estómago, vómitos, diarrea, cambios en el ciclo menstrual, sensibilidad al calor, caída temporal de pelo, particularmente en niños en su primer mes de terapia.

Nombres Comerciales

EUTHYROX - Laboratorio Merck

EUTROID - Laboratorio Elea

LEVOTIROXINA FABRA 50 - Laboratorio Fabra

LEVOTIROXINA GLAXOSMITHKLINE - Laboratorio Glaxo

LEVOTIROXINA NORTHIA - Laboratorio Northia

LEVOTRIN - Laboratorio Glaxo

L-T 100 - Laboratorio Craveri

L-T 150 - Laboratorio Craveri

L-T 50 - Laboratorio Craveri

T4 - Laboratorio Montpellier

10.- Alimentación para hipotiroidismo

La alimentación más adecuada en caso de tener hipotiroidismo debería estar encaminada a reducir al máximo las secuelas que sufrimos por haber tenido descompensadas las hormonas tiroideas y por otro lado intentar que nuestro organismo no sufra carencias que impidan que las hormonas tiroideas hagan correctamente su trabajo.

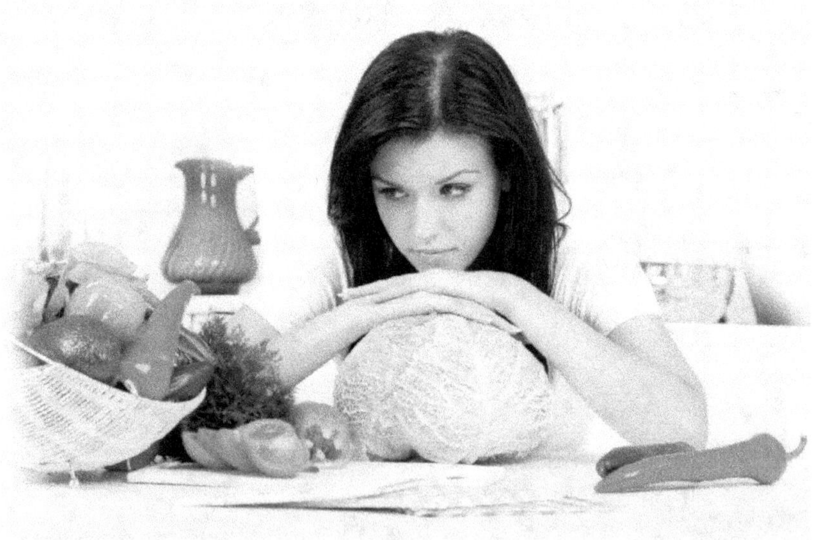

¿Cómo podemos revertir el daño muscular producido por el hipotiroidismo?

Para ello, hay que hacer especial hincapié en tomar la cantidad adecuada de proteínas y realizar ejercicio físico que incremente la masa muscular.

Cantidad óptima de proteínas:

Las proteínas son uno de los **nutrientes más importantes en nuestro organismo.** Gracias a **ellas se fabrican y mantienen todos los tejidos del cuerpo** y cuando no se toma la cantidad necesaria de las mismas, también se produce degradación del tejido muscular por autodigestión propia.

También son imprescindibles para que el cuerpo fabrique las hormonas así que en el caso de padecer hipotiroidismo son doblemente necesarias.

Las dietas hiperprotéicas suelen tener muy buen resultado en pacientes con hipotiroidismo ya que se **consigue una regeneración de la masa muscular** al tomar más proteínas y al reducir los hidratos es una de las mejores formas para que los pacientes consigan **perder el peso** ganado durante el transcurso de la enfermedad. Para que esta regeneración sea más efectiva es necesario realizar algún tipo de ejercicio de fuerza (con pesas o algún peso extra al del cuerpo) para que nuestro organismo detecte que realmente esa masa muscular extra va a ser necesaria, ya que si no, no se produce más masa muscular. Si tomamos la cantidad adecuada de proteínas y no realizamos ejercicio físico, conseguiremos que no se pierda más masa muscular, pero no se generará masa muscular nueva que regenere la que hemos perdido mientras que nuestras hormonas tiroideas no estaban e niveles óptimos debido al hipotiroidismo.

La cantidad necesaria de proteína en nuestro organismo vendrá determinada por factores como el sexo y la estatura, así como si realizamos algún tipo de actividad física.

Para personas con un estado de reposo total (pacientes ingresados, por ejemplo) la cantidad necesaria de proteínas es de **0,57 g por cada kilogramo de peso corporal.** Para personas que sí hacen **algún tipo de actividad** normal (no ejercicio) esa cantidad asciende a **entre 1.2 ó 1.5 gramos** de proteína diaria por cada kilo de peso corporal.

Si se practica algún deporte la cantidad recomendada oscila entre 1,5g a 2g por kilogramo de peso corporal al día.

Esto quiere decir que por ejemplo **una persona que pese 60 kilos**, debe ingerir al día entre **72 y 90 gramos** de proteína al día como mínimo y si realiza ejercicio unos 120grs.

Una vez que sabemos cuánta proteína debemos tomar, tenemos que tener en cuenta cuánta cantidad de proteína tienen los alimentos y así saber cuánta cantidad de los mismos debemos tomar, para llegar a consumir esa cantidad de proteínas.

Los alimentos más ricos en proteínas son generalmente los de origen animal pero las legumbres y algunas semillas son muy ricas en proteínas también. Por orden de abundancia en proteínas tendríamos:

Langostino 45g de proteína por cada 100g de producto

Huevos: 44g de proteína por cada 100g de producto

Soja 43g de proteína por cada 100g de producto

Queso fresco 39g de proteína por cada 100g de producto

Liebre 36g de proteína por cada 100g de producto

Queso semigraso 36g de proteína por cada 100g de producto

Perdiz 36g de proteína por cada 100g de producto

Atún en conserva 33g de proteína por cada 100g de producto

Queso manchego 32g de proteína por cada 100g de producto

Carne de vaca 32,5g de proteína por cada 100g de producto

Cordero 26,90g de proteína por cada 100g de producto

Cacahuete y piñones 26,5 de proteína por cada 100g de producto

Cacao en polvo 26g de proteína por cada 100g de producto

Lentejas y guisantes 23g de proteína por cada 100g de producto

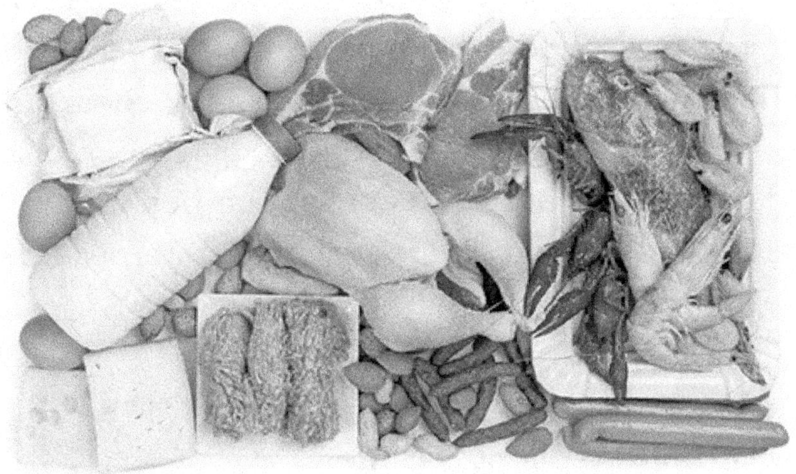

Entonces hay que hacer la regla de tres de si necesitamos tomar 120g de proteínas diarias, deberíamos ver cuanta cantidad de los alimentos con proteínas debemos tomar, por ejemplo, 100g de langostinos con 45g de proteínas, más 200 gramos de lentejas con 23g que serían 46 gramos de proteínas, 100 gramos de queso manchego con 32g de proteínas, y con esos alimentos tendríamos la dosis necesaria de proteínas diaria como mínimo.

A estas cantidades de proteínas deberemos sumarle la de los otros grupos alimenticios que también hay que tomar como hidratos de carbono y grasas en su justa medida. Cuidado que no hay que excluir nunca ningún grupo alimenticio.

Tomado la cantidad de proteínas necesaria, y practicando algo de ejercicio, se irá reconstruyendo nuevamente nuestra masa muscular y conseguiremos revertir el daño que ha producido el hipotiroidismo. De esta manera además conseguiremos que nuestro cuerpo gaste más energía y conseguiremos adelgazar de forma más fácil.

10.1.- Hipotiroidismo y Gluten

En ocasiones se produce que un enfermo con Tiroiditis de Hashimoto que es una enfermedad autoinmune, padece también celiaquía, intolerancia al gluten o sensibilidad al gluten y **sólo en estos casos** es necesario eliminar el gluten de la dieta.

Repetimos que SOLO en el caso de tener problemas de intolerancia al gluten es necesario dejar el gluten, ya que no hay estudios que demuestren que el gluten sea perjudicial para las personas que no son celiacas y tienen hipotiroidismo.

Los síntomas de la sensibilidad al gluten: dolor persistente en la zona abdominal, con hinchazón, **diarreas** frecuentes, dolor de cabeza, fatiga y confusión, **eccemas** o **erupciones** en la piel, estreñimiento, náuseas y **vómitos**, anemia, adormecimiento o dolor de las **extremidades**.

El gluten es una proteína que **se encuentra en el trigo, el centeno, la cebada y los híbridos de estos granos.** La mayoría de las personas pueden comer gluten sin ningún problema. Sin embargo, algunas personas pueden **ser sensibles a la proteína del gluten**. O puede ser que tengan **celiaquía, que es una afección grave de salud**. La celiaquía hace que el sistema inmunitario ataque y dañe su intestino delgado. Las personas que lo padecen deben llevar una dieta libre de gluten.

Una dieta libre de gluten **significa evitar los productos que contienen gluten**. La Administración de Drogas y Alimentos de EE. UU. (FDA, por sus siglas en inglés) define y controla el término "libre de gluten" y establece los requisitos que deben tener en para el etiquetado de alimentos. Requiere que los alimentos para poder ser etiquetados como "Libre de Gluten" contengan menos de 20 partes por millón (ppm) de gluten.

FACE es la Federación de asociaciones de celíacos de España y marca ciertas pautas entre los

contenidos posibles de gluten de un alimento para ser considerado sin gluten. Dispone de un listado de alimentos libres de gluten a servicio de sus asociados.

El gluten está presente en el trigo y los productos que se obtienen a partir de él como, el **salvado, la sémola, y la escanda. Está también en el cuscús, el faro y la farina y el bulgur. Algunas harinas tienen gluten, como la harina blanca, de Graham, de matza**, las enriquecidas y las harinas leudantes.

Si un producto no está etiquetado específicamente como "Sin Gluten" no está exento de presentarlo ya que puede haber sido fabricado u obtenido en un entorno que tenga otros alimentos con gluten y se contamine por contacto o contaminación cruzada por lo tanto la Avena, a menos que específicamente esté etiquetada sin gluten, ni la Malta o la Levadura de cerveza

Hay que evitar estos **alimentos y bebidas, o comprobar la lista de ingredientes para verificar** las fuentes de gluten.

Estos son los productos que pueden tener gluten en su composición bien por estar fabricados a partir de trigo o por contener aditivos que contienen gluten:

Pastas, panes y cereales, pan rallado

Salsas, aderezos y espesantes

Mariscos de imitación (surimi) y BEACON

Fiambres, salchichas, salami

Algunos dulces

Malta, saborizante de malta, vinagre de malta y alcohol de malta

Cerveza y algunas bebidas alcohólicas.

Sopa y bases de sopa, como los cubitos de caldo

Salsa de soja y marinados O ADOBOS

Hostias consagradas

Las empresas a menudo cambian los ingredientes en los alimentos procesados, por lo que es necesario controlar los alimentos cada vez que los compre. Busque la etiqueta "libre de gluten" del USDA o de la FACE en los envases. Los alimentos marcados con la etiqueta "libre de trigo" no son lo mismo que los "libres de gluten". Si usted tiene celiaquía y no está seguro de

Vivir con Hipotiroidismo

si un alimento contiene gluten, es mejor no comerlo.

A veces se añade gluten a productos no alimenticios, tales como:

Suplementos dietarios, incluyendo vitaminas

Medicamentos con receta y de venta libre.

Lápices labiales, brillo de labios, bálsamos labiales.

Si tienes celiaquía, lávate las manos después de tocar la plastilina.

Comer sin gluten no significa que no pueda disfrutar de una dieta sana y equilibrada. Una amplia variedad de alimentos son naturalmente libres de gluten. Estos incluyen:

Frutas, arroz, frijoles, legumbres, quinoa, verduras, carne, aves y pescado (sin adobo o recubrimiento), semillas de lino y chía y harinas no elaboradas con trigo como la harina de maíz, la de patata, la de soja, la de arroz, la de mijo y la tapioca.

Arroz (sin salsa)

Vino, sidra, y algunas bebidas alcohólicas.

La mayoría de los productos lácteos, como leche, queso cottage, queso crema y yogur.

Las empresas también han comenzado a vender versiones libres de gluten de los alimentos. Algunas de estas opciones incluyen panes, pastas, salsas y productos horneados sin gluten. Puedes encontrar muchos de estos alimentos libres de gluten en tu supermercado local. En estos casos hay que revisar bien el etiquetado ya que a veces se les añaden otros aditivos y grasas para mejorar el sabor haciendo que tengan muchas más calorías que el homólogo con gluten.

Algunos restaurantes también tienen menús sin gluten. Llama con antelación para ver qué opciones están disponibles.

Aspectos a tener en cuenta

La celiaquía puede ser muy grave. Se puede controlar evitando el gluten. Puede tomar tiempo aprender cómo eliminar el gluten de tu dieta.

Habla con tu médico para obtener ayuda. Te proporcionará una lista de lo que puedes y no puedes comer. También podría sugerirte que vayas a ver a un dietista nutricionista experto en esta materia. **Pueden crear un plan para asegurarse de obtener todos los nutrientes que necesitas y mantener una alimentación variada y sabrosa.** Al comienzo de tu dieta, es posible que tengas que tomar un suplemento para evitar posibles carencias. Esto es en caso de que tu cuerpo no estuviera absorbiendo nutrientes al comer los alimentos que contienen gluten. **Asegúrate de elegir un suplemento que sea libre de gluten.**

Una dieta libre de gluten **puede ayudar a revertir los daños causados por la celiaquía y que el intestino vuelva a tener un estado normal sin inflamaciones y con toda la capacidad inicial para absorber los nutrientes de los alimentos de manera óptima.** Además, te sentirás mucho mejor. Si haces "trampa" en tu dieta, sus síntomas y el daño pueden volver.

Algunos consejos para hacerle frente incluyen:

Aprende todo lo posible acerca de las dietas libres de gluten. Hay sitios web, libros y libros de cocina sobre cómo comer sin gluten.

Haz preguntas **cuando comas fuera de casa**. El camarero o cocinero pueden proporcionar los ingredientes. Puede haber un menú libre de gluten a tu disposición. Algunos restaurantes incluso se especializan en dietas sin gluten.

Únete a un grupo de apoyo. Habla con tu médico acerca de encontrar un grupo de personas que tienen celiaquía. Compartir con otras personas que están en la misma situación que tú, puede ser útil.

Incluso hay grupos o canales de YouTube con recetas y consejos para elaborar platos libres de gluten y que pueden ser sabrosos y sanos. Pueden serte de gran ayuda para hacer tu comida libre de gluten en tu casa.

Vuelvo a remarcar que **NO HAY ESTUDIOS CIENTÍFICOS QUE DEMUESTREN QUE EL GLUTEN DAÑA EL TIROIDES.** Se ha formado una superstición a cerca del gluten y el tiroides y no hay que alarmar a la población tanto.

Hacer una dieta libre de gluten es muy complicado y muchas personas que dicen hacer una alimentación libre de gluten, en realidad no la están haciendo bien y siguen tomando gluten. Porque aparte de en el trigo **hay muchos alimentos preparados que tienen gluten** y las personas que realmente son celíacas con una pequeñísima cantidad de gluten ya notan malestar.

Para que te hagas una idea, con una miga pequeña de pan que te caiga en la comida, ya está contaminada con gluten. Si cortas pan en una tabla y luego la limpias con un trapo y cortas una carne encima de esa tabla, se contamina con gluten. Si cortas pan con un cuchillo, y luego cortas carne, se contamina con gluten. No puedes usar el mismo aceite en el que has frito algo rebozado para una persona celíaca y tienes que usar estropajos distintos para los cacharros en los que ha habido comida con gluten para fregar los utensilios de una persona celíaca... ni puedes meter en el lavavajillas todos los cacharros juntos.

En fin, lo que quiero que entiendas es que muchas personas dicen hacer una dieta sin gluten, y encontrarse mejor, **pero en realidad lo único que han**

hecho ha sido mejorar su alimentación. Lo que en realidad han hecho ha sido dejar de comer alimentos ultraprocesados como pizzas, productos ultracongelados precocinados, fritos y rebozados y demás comida perjudicial. Eso hace que se encuentren mejor pero no por haber dejado el gluten, porque en realidad no lo habrán dejado a no ser que tengan todas las precauciones que te he comentado y muchas más... porque hay incluso barras labiales que tienen gluten , cremas para la cara, condimentos.....

Dejando todos esos productos que conlleva sobre todo a una reducción importante de la cantidad de hidratos de carbono que se toman, se consigue perder peso... pero recalco nuevamente que no es por haber dejado de comer gluten.

Comer alimentos con gluten ni engorda ni adelgaza... el gluten es una proteína más que ni es mejor ni peor que cualquier otra.

Bueno, no me voy a extender más, pero realmente a veces me hierve la sangre con consejos del tipo "deja el gluten" así por las buenas, cuando no es necesario y le crean a la gente mucha ansiedad y dudas sobre cómo alimentarse cuando las cosas son mucho más sencillas en realidad.

No hay estudios médicos que indiquen que el gluten perjudica a la glándula tiroides si no se es celíaco, y por tanto hacer una dieta sin gluten por sistema en personas hipotiroideas no tiene base científica alguna más que dificultar la vida aún más a estas personas, que en ocasiones no saben qué hacer para mejorar su estado de salud.

Solamente en los casos en que se haya realizado un análisis de sangre y se hayan obtenido **niveles elevados de anticuerpos antigliadinas**, estaría realmente indicado retirar el gluten de la dieta.

Ahora bien, si tú quieres hacer una dieta sin gluten, porque es tu decisión, adelante, hazla si quieres, pero no es necesario a no ser que tengas celiaquía.

En la tiroiditis de Hashimoto, como ya he comentado antes, una vez que el organismo consigue frenar y cerrar la membrana que mantiene el coloide en su "burbuja" el ataque de anticuerpos desaparece. Si fuera el gluten el responsable de que eso sucediera porque la molécula del gluten se pareciera a la del tiroides como mantienen algunos autores, los niveles de anticuerpos antitiroideos estarían siempre altos mientras que se consumiera gluten y esa inflamación nunca cesaría... y ese no es el caso.

En el caso del hipotiroidismo por tiroiditis de Hashimoto, es la extravasación del coloide el que genera el hipotiroidismo y el gluten no tiene nada que ver en este caso, porque de ser así, SIEMPRE estarían los niveles de anticuerpos anti tiroglobulinas elevados y no llegaría un momento en que desaparecen.

Si fuera el gluten el responsable de la tiroiditis de Hashimoto... todas las personas que son intolerantes al gluten, tendrían tiroiditis de Hashimoto, ¿no te parece?

Lo único que ocurre es que igual que una vez que se manifiesta una enfermedad autoinmune pueden aparecer otras, y tanto la celiaquía como la tiroiditis de Hashimoto o la enfermedad de Graves, son enfermedades autoinmunes y a veces se dan de forma simultánea en algunos pacientes. Pero repito NO HAY ESTUDIOS QUE DEMUESTREN FEHACIENTEMENTE QUE SEA EL GLUTEN EL RESPONSABLE DE LA TIROIDITIS DE HASHIMOTO.

Lo mejor que puedes hacer si tienes dudas, es realizarte una analítica para saber si tienes anticuerpos antigliadina y de esta manera, estarás completamente seguro de si tienes intolerancia al gluten.

10.2.- Alimentos bociógenos

Esto es otro mito más que circula referente al hipotiroidismo.

Según algunos "médicos" **hay alimentos que perjudican el funcionamiento del tiroides porque son ricos en compuestos azufrados y cuando se metabolizan producen glucosinatos y que impiden la absorción del yodo** en el cuerpo, produciendo que la glándula tiroides no pueda fabricar hormonas tiroideas.

Yo personalmente y en **función de los conocimientos previos que tengo tanto en fisiología, de la glándula tiroides como del metabolismo de los alimentos no me cuadra para nada esta explicación,** Vamos a ver por qué:

En primer lugar dijimos que en la actualidad **la principal causa de hipotiroidismo es la tiroiditis de Hashimoto** y no el déficit de yodo en la dieta. Por lo tanto para la inmensa mayoría de los pacientes con hipotiroidismo, la cantidad de yodo que se absorba en la dieta es indiferente ya que ellos ya toman las hormonas tiroideas fabricadas en forma de pastilla y no necesitan ni que su glándula tiroides absorba yodo ni que fabrique nada... por no decir que las personas a las que les han extirpado la glándula tiroides... ¿cómo les va a afectar a ellas algo así?

Además ese término "bociógenos", querría decir que producen bocio, y el bocio se produce cuando se agranda la tiroides, y si estos alimentos lo que supuestamente hacen es inhibir a la glándula tiroides, no la agrandarían, sino todo lo contrario... así que **para empezar, es que está mal hasta el término**.

El agrandamiento de la glándula tiroides se produce cuando hay una enfermedad como la tiroiditis de Hashimoto o en la enfermedad de graves que ambas son **enfermedades autoinmunes y es este fenómeno de autoinmunidad el que produce la hinchazón de la glándula**.

También comentamos que **un exceso de yodo en la dieta, puede ser más perjudicial para la glándula tiroidea de lo que la gente piensa por el efecto Jod-Basedow** que describimos cuando hablábamos del yodo como suplemento nutricional. Ya comentamos que un exceso de yodo en la dieta producía un hipotiroidismo subclínico, porque la glándula tiroidea se inhibe cuando hay dosis de yodo muy elevadas.

Otra cuestión es que: En la primera fase de la Tiroiditis

de Hashimoto, no es adecuado tomar yodo, porque el yodo estimula la glándula tiroidea y hace que se inflame aún más. En ese caso estos alimentos bociógenos serían incluso hasta beneficiosos al evitar que la glándula tiroidea esté demasiado estimulada.

A no ser que te limitaras a comer estos alimentos bociógenos únicamente, en grandes cantidades y durante varios meses no podrían resultar dañinos para tu tiroides. Cualquier alimento podría ser perjudicial si tu alimentación se basa en comer unos pocos alimentos en grandes cantidades por el déficit tan grande que tendrías de muchos nutrientes.

No obstante, sí aún te queda alguna duda, porque has visto por ahí gente que dice que son súper dañinos por mera repetición del mito de los alimentos bociógenos, solo decirte que todos esos alimentos con componentes azufrados que supuestamente causan daños y reducen la producción de hormonas tiroideas, **cuando se cocinan esos alimentos, pierden sus componentes azufrados y que podrías comerlos sin ningún problema** aun cuando padecieras hipotiroidismo.

Si tienen cierta influencia en la producción de

hormonas tiroideas, pero es muy leve cuando se consumen crudos, aunque esos alimentos casi siempre se consumen cocidos.

Lo mismo ocurre con la soja que también se dice que no se debe consumir cuando se tienen problemas de tiroides.

Para que te hagas una idea, deberías comer todos los días 500gramos de esos alimentos bociógenos como repollo, col, brócoli, nabos o de soja todos los días durante varios meses para que pudieran interferir en la producción de hormonas tiroideas. Y esto sería en caso de una glándula tiroides sana... Cuando ya estás tomando medicación, porque tu tiroides ya está hipoactiva o cuando te han retirado del todo la tiroides mediante cirugía y tomas tus hormonas de reemplazo en forma de pastillas... ¿crees que hay algo que afectaría a que tu tiroides fabrique o no hormonas si YA NO LAS FABRICA adecuadamente??.

No hay manera de recuperar una glándula tiroidea que ha sufrido ataque por autoinmunidad mediante la alimentación. Y cuanto tomas pastillas para reponer las hormonas tiroideas que no fabrica tu glándula tiroides tampoco hay ninguna alimentación que haga que las hormonas tiroideas

se produzcan o no porque ya las estás tomando de forma artificial con tus pastillas.

Si es cierto que podrías mejorar la absorción de las hormonas tiroideas si las tomas en ayunas como comentamos en el apartado de cómo hay que tomar la medicación para el hipotiroidismo, y también es cierto que si tienes niveles adecuados de Vitaminas y Minerales es más fácil la penetración de esas hormonas a nivel celular, pero el caso de los alimentos bociógenos no tendría ninguna explicación lógica para demostrar que perjudican a las personas que tienen hipotiroidismo.

No he encontrado ningún estudio médico de ninguna publicación o revista médica sobre los alimentos bociógenos y lo único que he encontrado son páginas web y blogs que en algunos casos son totalmente un "copia – pega" de otras páginas carentes de rigor científico ni de explicaciones que realmente me parezcan dignas de tener en cuenta.

A no ser que se consuma de forma masiva alguno de esos alimentos crudos, no habría ningún problema en su consumo de manera ocasional en la dieta tanto si tienes problemas de tiroides como si no los tienes.

Si ya estás tomando hormona de reemplazo en forma

de pastillas, no debes preocuparte por tu alimentación. Siempre y cuando hagas una alimentación variada y rica en vitaminas y minerales, no hay ningún alimento que esté prohibido si no tienes alguna alergia o intolerancia alimentaria.

Si tienes hipotiroidismo subclínico, sí podrías intentar ayudar a tu glándula tiroidea con alimentos ricos en selenio, cobre, cinc, vitamina C, magnesio e intentar que el sol te ayude a fabricar suficiente Vitamina D. Pero en todos los casos, aunque es recomendable tomar pescados y algas para intentar que tu aporte de yodo en la alimentación sea el adecuado, **no es recomendable tomar un aporte de yodo en forma de pastillas ya que la sobredosificación es muy peligrosa como ya hemos indicado antes.**

Personalmente me molesta bastante cuando veo gente repitiendo recomendaciones del tipo: "si tienes hipotiroidismo debes dejar de consumir granos, repollo, coliflor, nabo, soja...." Que son las mismas cosas absurdas que se han extendido y que cuando le pides a alguien que te razone por qué no se deben comer esas cosas las explicaciones que dan son siempre las mismas, pero que no tienen fundamento científico alguno. Cuando intentas rebatirles a esas personas esos argumentos carentes de sentido, incluso se ofenden… Es como intentar explicarle a alguien que cree que los gatos negros dan mala suerte, que eso no es así… a veces es mejor dejarles, porque es muy complicado intentar que alguien reconozca las cosas cuando se las demuestras científicamente si no las quiere creer.

Yo como de todo desde siempre, y me encuentro perfectamente y por eso nunca he pensado que hubiera que hacer ningún tipo de restricción. No obstante, cuando empecé a ver en grupos de internet que hablaban de los alimentos bociógenos, estuve informándome y he consultado a varios nutricionistas por si estaba equivocada, pero ninguno me ha verificado que realmente esos alimentos sean perjudiciales para las personas que padecen hipotiroidismo.

Entiendo perfectamente que personas que no se encuentran bien, puedan pensar en que a lo mejor es por que toman gluten, o alimentos bociógenos o mil cosas, porque cuando ellos mismos podrían pensar que esa es la razón de que se encuentren mal, pero como ya he comentado, a veces es la conjunción de varias cosas y no todos los síntomas o dolencias que tiene la gente que padece hipotiroidismo son producidas por el hipotiroidismo.

Bueno, no me quiero repetir más sobre este tema, no obstante si has cambiado tu alimentación eliminando ciertos productos o alimentos y te sientes mejor, lo importante no es si realmente has dejado de tomar gluten, o alimentos bociógenos o lácteos, lo único importante es que te sientes mejor y lo que tienes que hacer es seguir manteniendo esos hábitos que te hacen sentirte mejor, ¿no te parece?

10.3.- Automedicación

Hay que tener mucho cuidado con auto medicarse y guiarse por medicamentos que están tomando otras personas que dicen que les va bien, porque a veces tienen otras patologías para las que sí están recomendados esos medicamentos pero no en nuestro caso particular. Tanto con los suplementos nutricionales como con otros medicamentos siempre debemos informar al médico de que tomamos medicación para la tiroides por si pudiera haber interacciones entre los medicamentos que tomamos.

Esto es lo ideal y también lo ideal es que el médico

sepa bien las interacciones con los medicamentos, pero lo normal es que no sea así. Y muchas veces preguntamos al médico si podemos tomar algún otro medicamento junto con la levotiroxina y nos podemos encontrar con que el médico nos diga alegremente que sí... cuando no es lo más recomendable.

A mí me han recomendado tomar antiinflamatorios y me han dicho que los puedo tomar junto con mi medicación del hipotiroidismo sin problemas pero lo cierto es que los antiinflamatorios reducen la absorción de la Levotiroxina y es recomendable no tomarlos juntos... aunque el médico en cuestión no me lo advirtió.

Por eso es muy importante leer los prospectos de los medicamentos y ante la duda, tomar por un lado la Levotiroxina en ayunas y unas dos o tres horas después el resto de los medicamentos y así nos aseguraremos que no habrá efectos de mala absorción de la Levotiroxina.

Otra cosa que veo con frecuencia en los foros es que la gente recomienda medicamentos sin tener en cuenta de que son medicamentos específicos para ciertas dolencias y que no todo el mundo los puede tomar.

Este es el caso de la Metformina que se toma cuando

las personas diabéticas tienen resistencia a la insulina y unos niveles de azúcar en sangre más elevados de lo normal.

Es frecuente que personas que padezcan hipotiroidismo tomen también Metformina porque suelen padecer diabetes también. Ya hablamos de que hay personas que padecen más de una enfermedad autoinmune a la vez y la diabetes es otra enfermedad autoinmune que puede darse junto con el hipotiroidismo. Pero eso no significa que necesariamente que todas las personas que padecen hipotiroidismo sean diabéticas también, igual que ya hablamos de que hay personas con hipotiroidismo que también son intolerantes al gluten, pero afortunadamente eso no ocurre en todos los casos.

Si tienes hipotiroidismo y tomas Metformina sin tener diabetes, dificultarás a tu organismo aún más el usar el azúcar para producir energía y te sentirás más cansada aún y con más dolores musculares.

Por ello, te recomiendo que no te auto mediques. Una cosa son los suplementos nutricionales de minerales y vitaminas, que son más inocuos aunque siempre es recomendable consultar antes al médico y otra muy distinta tomar un fármaco por nuestra cuenta sin consultar con el médico, ya que podemos ocasionarnos una dolencia o agravar nuestro problema de tiroides. Aunque ya dijimos que incluso el Yodo que pertenecería al grupo de los suplementos hay que tomarlo con mucha precaución.

10.4.- Ortorexia

La ortorexia es un trastorno alimenticio que tiene como característica que la persona que **la padece, está obsesionada con la comida sana**.

La persona con ortorexia se preocupa de manera obsesiva por los alimentos que consumen, s u composición y procedencia de los mismos.

Una persona con ortorexia es capaz de **trasladarse varios kilómetros para adquirir alimentos ecológicos,** producidos en granjas o huertos pequeños y tradicionales. También suelen pesar todo lo que consumen, y analizan los componentes para comprobar que entra dentro de lo que ellos consideran un alimento sano.

Las características más relevantes de la persona con

ortorexia son:

Dedican mucho tiempo al día en pensar en la dieta.

Se preocupan excesivamente por la calidad de los alimentos por encima del disfrute que pueden obtener consumiéndolos. Es decir, prefieren comer algo que en realidad no es agradable siempre y cuando sea sano.

Se sienten culpables cuando se saltan sus reglas alimenticias y comen cosas que no son tan "sanas".

Planifican de forma excesiva lo que van a comer al día siguiente.

Suelen aislarse un poco socialmente porque no suelen ir a comer fuera de casa, ya que en los restaurantes y bares no elaboran la comida de forma tan sana como ellos reclaman.

Renuncian de forma tajante alimentos que aunque pueden ser buenos, ellos tachan de insaludables.

A veces, estas personas que padecen ortorexia, también tienen hipotiroidismo y asumen como rutinas alimentarias imprescindibles en hipotiroidismo, cuando en realidad lo que tienen es ortorexia. Difunden en redes sociales y foros, información errónea sobre alimentos que no se deben consumir con hipotiroidismo sin base científica, pero que ellos argumentan con que la comida tiene pesticidas, o toxinas que son los que producen hipotiroidismo.

La eliminación del gluten de forma sistemática aun cuando no se padece celiaquía, podría estar dentro de una conducta ortoréxica, porque como ya hemos comentado, si no padeces celiaquía, el gluten ni te perjudica ni te beneficia.

Ten cuidado de caer en esta trampa, porque muchas personas agravan su problema de hipotiroidismo debido a conductas alimentarias equivocadas basadas en teorías sin fundamento científico alguno. Porque muchas veces, estas personas con ortorexia, difunden sus creencias y mucha gente se las cree.

Por ejemplo, muchas personas se producen una inflamación de la glándula tiroides que acaba desencadenando una tiroiditis de Hashimoto por excesivo consumo de algas que son muy ricas en yodo, y son ellos mismos los que se acaban produciendo esta enfermedad. Por eso, hay que tener mucho cuidado, como ya te he comentado.

A continuación vamos a ver cuáles son esos suplementos indicados en caso de problemas de tiroides.

11.- Suplementos nutricionales para hipotiroidismo

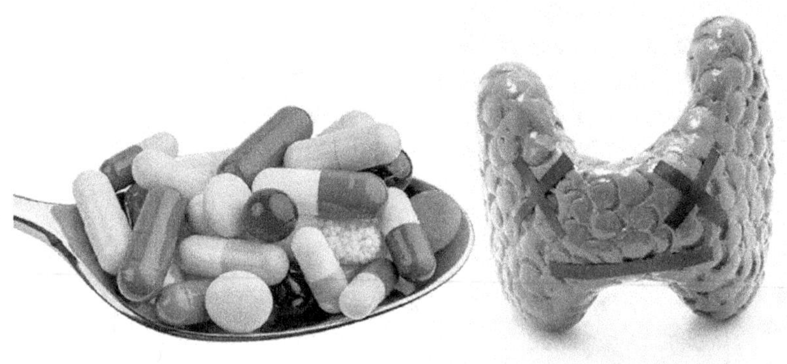

La glándula tiroides para su buen funcionamiento necesita primordialmente estos elementos:

Yodo

El yodo es **el mineral más esencial para la producción de las hormonas tiroideas**, y por esta razón muchos recomiendan suplementarse con yodo o yoduro, pero **para las personas Hashimoto** (o hipotiroidismo autoinmune - anticuerpos por arriba de 20), **el yodo en suplemento o un exceso de yodo* que provenga de**

alimentos (como kelp, alga espirulina, etc.) no debe tomarse hasta que los anticuerpos estén a un nivel normal y el episodio de ataque a la glándula tiroidea haya remitido.

Una vez que no hay anticuerpos positivos contra la tiroides Anti-TPO o antitiroglobulina, entonces si se recomienda ingerir comidas ricas en yodo, como jugo con aloe vera, algas marinas, nopal (higo chumbo), pescados, mariscos, arándanos rojos o cramberries, etc.

En la Tiroiditis de Hashimoto, **la inflamación de la glándula está provocada por un exceso de producción de Peróxido de hidrógeno** en las células de la tiroides, y este exceso es debido a la sobre estimulación de la glándula tiroidea **por demasiada producción hormona TSH**, por lo que para bajar la inflamación y los anticuerpos es necesario bajar el TSH.

Pero nos encontramos con una contradicción y es que está comprobado que el yodo y el yoduro estimulan la pituitaria o hipófisis para que produzcan más TSH. Este es el motivo por el cual el yodo se debe eliminar o reducir al máximo de la dieta temporalmente, ya que el yodo exaspera los síntomas del Hipotiroidismo autoinmune. El yodo en suplemento debe introducirse (comenzando con minúsculas cantidades) una vez que bajen los anticuerpos a un nivel normal.

*El que el Yodo produce hipotiroidismo subclínico en pacientes con Tiroiditis de Hashimoto ha sido comprobado en un **nuevo estudio**, publicado en la revista *American Journal of Clinical Nutrition*.

Este estudio reveló que **cuando un paciente recibe dosis relativamente altas de yodo suplementario** - por un total de 800 microgramos al día o más – paradójicamente a lo esperado **comienza a desarrollar hipotiroidismo subclínico.** Es decir, la glándula tiroidea deja de producir cantidad suficiente de hormonas y se produce más TSH consiguiéndose finalmente un nivel óptimo de T3 y T4 pero forzando la glándula al producirse más TSH. Este efecto de un exceso de yodo sobre la glándula tiroidea se conoce como Efecto Jod-Basedow.

El hallazgo demuestra la razón por la que es necesario tener mucho cuidado al tomar yodo en suplementos, ya que tomar demasiado, incluso cuando se tiene un tiroides sano, puede conducir a problemas de tiroides. Antes de consumir suplementos o alimentos ricos en yodo es importante saber si hay deficiencia de yodo y no pasar los límites de 300 mcg/día en suplemento. Por lo tanto es **muy importante no tomarlo si no se hace bajo supervisión médica.**

Hay muchos falsos médicos que dicen que el problema del hipotiroidismo es la falta de yodo en la alimentación y recomiendan suplementos sin verificar los niveles de anticuerpos. Como la falta de yodo hoy en día es la causa menos frecuente de hipotiroidismo, si el que se toma normalmente en la alimentación es suficiente se agravan en muchísimos casos los problemas de este tipo en pacientes sanos que acaban desarrollando un hipotiroidismo cuando en principio estaban sanos.

Repito que el déficit de yodo hoy en día en que no hay empobrecimiento de los suelos **no es la causa principal de los problemas de tiroides** y hay que tener mucho cuidado con las recomendaciones sin base científica que hacen muchas veces respecto a la glándula tiroides en que hay mucha "mitología" creada en torno a ella, con recomendaciones que a veces rayan lo supersticioso por lo ilógicas que son.

Selenio

El segundo mineral en importancia para la glándula tiroides es el selenio. El selenio es un potente antioxidante celular. Además **interviene en la formación de las hormonas tiroideas, concretamente en la transformación de hormona T4 en T3** que es la que penetra dentro de las células funcionando como un activador del metabolismo. Otras funciones que tiene es mejorar la elasticidad de los tejidos y también actúa como desinflamatorio. Por lo general se encuentra de forma deficiente en las personas con hipotiroidismo y por ello a veces se recomienda su suplementación.   Esta   suplementación preferiblemente debe ser en la forma de Seleniometionina, en una cantidad de unos 200mcg (microgramos) diarios, pero se puede adquirir por medio de productos naturales como serían **5 nueces del Brasil** que aportarían la cantidad diaria recomendada.

Hierro

El Hierro interviene también en la conversión de T4 en T3 pero además forma parte del mecanismo que introduce las hormonas tiroideas dentro de las células. Esto ocasiona que su carencia pueda provocar además síntomas de hipotiroidismo si **hay buenos niveles de T4 en sangre pero no existe hierro suficiente para que este se convierta a T3 y penetre en las células**.

Para saber si está en niveles adecuados se puede hacer **un análisis de ferritina en sangre**. En personas sin hipotiroidismo, se consideran niveles bajos de ferritina por debajo de 12, pero para las personas hipotiroideas es recomendable que los niveles de **ferritina estén en 60 como mínimo.** Si salen más bajos de 60 hace falta suplementarlo, bien con alimentos ricos en hierro o a través de algún suplemento nutricional.

Los alimentos más ricos en hierro son el **hígado, la sangre, la morcilla, las lentejas, garbanzos, arroz integral, las semillas de girasol, las sardinas, yemas de huevo y las espinacas**. Para las personas que padecen hipotiroidismo, los suplementos de hierro pueden dificultar la absorción de la Levotiroxina y agravar el problema del hipotiroidismo. Por eso es más recomendable añadir alimentos ricos en hierro a la alimentación, en vez de tomar suplementos.

Zinc

El Zinc también está **implicado en la conversión de T4 en T3,** que es la forma activa de la tiroxina, como ya hemos comentado. Por lo tanto su carencia **también produce hipotiroidismo,** no porque no funcione la glándula tiroides bien, sino porque las hormonas tiroideas, no son capaces de penetrar en las células. **Este fallo se detectaría solo si se analizara la T3 libre en que se verán niveles bajos de esta hormona mientras que los niveles de TSH y T4 pueden ser normales**. Además la deficiencia de Zinc afecta al buen funcionamiento del **sistema inmunológico.** Si se suplementa es **necesario hacerlo siempre junto con cobre** ya que en el organismo cuando uno de los dos se aumenta la concentración de uno baja la del otro y viceversa y por ello es necesario que los dos estén en niveles óptimos. Es frecuente que las personas con hipotiroidismo tengan niveles bajos de Zinc mientras que las personas con hipertiroidismo tienen bajos los niveles de cobre.

Los alimentos ricos en cobre y zinc son: mariscos, hígado, cacao (sin azúcar añadido), ostras, habas, coco, cacahuetes, semillas de sésamo, nueces y germen de trigo.

Ácidos Grasos

Los ácidos grasos son una buena **fuente de vitaminas liposolubles** como son la **vitamina A y la vitamina D.** La vitamina D es imprescindible para la pérdida de peso ya que su carencia interfiere en la forma de procesar los alimentos para producir energía. Sin la cantidad de vitamina D adecuada, los nutrientes de los alimentos, no se absorben adecuadamente y tienden a almacenarse en forma de grasa, en lugar de utilizarlos para producir energía. Es decir uno de los problemas del hipotiroidismo, también se da cuando los niveles de vitamina D son bajos.

La vitamina D, en realidad es una hormona que produce nuestro propio cuerpo cuando nos exponemos a los rayos solares. Para tener unos niveles adecuados de vitamina D, es suficiente con que nos de la **luz solar unos 30 minutos al día**. Su déficit también produce cansancio, fatiga, debilidad muscular, ánimo depresivo y sobrepeso, que son como ya hemos dicho síntomas de Hipotiroidismo también.

Más del 90% de los pacientes que tienen Tiroiditis de Hashimoto, tienen además déficit de vitamina D. Parece ser que hay una estrecha relación entre esta vitamina y la enfermedad de Hashimoto, hecho que se está investigando en la actualidad. El 90% es un índice altísimo, por lo que te recomendaría que lo tuvieras muy en cuenta.

Los ácidos grasos se encuentran presentes, de forma más abundante, en los siguientes alimentos: pescado azul como el salmón, la caballa, el atún, los arenques y sardinas. También se encuentra en los mariscos. Además las semillas de linaza y chía tienen una gran concentración de ácidos grasos así como los frutos secos como las nueces.

Vitamina B12

Hasta el 40% de pacientes con hipotiroidismo presentan déficit de vitamina B12. Es de gran ayuda para **reducir el ataque de los anticuerpos a la glándula tiroides cuando se padece tiroiditis de Hashimoto.** Si se suplementa y además se toma una dieta baja en yodo (ya hablamos de que el yodo produce una irritación en la glándula tiroides que la induce a fabricas más hormonas haciendo que sea atacada por el sistema inmunológico de manera más agresiva), **puede revertirse el efecto inflamatorio del ataque de los anticuerpos.**

Además en algunos casos de hipotiroidismo se junta la dificultad para absorber vitamina B12 a nivel intestinal produciéndose entonces anemia perniciosa y es que la vitamina B12 induce a la fabricación de células sanguíneas y por tanto es útil suplementarla de forma artificial.

Si tienes Tiroiditis de Hashimoto y estás en la fase en que los anticuerpos antitiroideos están altos, deberías plantearte tomar un suplemento de esta vitamina que al fin y al cabo, daño no te va a hacer ya que no hay ninguna evidencia científica que diga que el exceso de vitamina B12 sea perjudicial. Conseguirías detener más fácilmente el ataque de tu sistema inmunológico a la glándula Tiroides y quizá la funcionalidad de la misma se mantenga en niveles más altos que si no tomases la vitamina B12.

Los alimentos ricos en vitamina B12 son: hígado de vaca, almejas, carne de pollo, huevos, leche y productos lácteos. Además está presente en grandes cantidades en la levadura de cerveza y cereales integrales.

Magnesio

La deficiencia de Magnesio en sangre se asocia muy

frecuentemente al Hipotiroidismo y junto con la falta de Vitamina D que ya hemos comentado antes. **No existe forma de medir la cantidad de magnesio en un análisis sanguíneo pero sí por la sintomatología que presenta su carencia.**

El magnesio interviene en multitud de funciones orgánicas y tomarlo en forma de suplemento **ayuda a combatir el estreñimiento, los calambres musculares, los hormigueos en las piernas o manos, la depresión, la diabetes y la resistencia a la insulina, la fibromialgia, la fatiga crónica, las migrañas, los ictus, la falta de concentración, la ansiedad y depresión...** ¿te suenan estos síntomas?, son los que muchas personas que están medicadas con Levotiroxina u hormona sustitutiva siguen padeciendo cuando se supone que no deberían tener síntomas de hipotiroidismo porque están tomando medicación y sus niveles hormonales estarían dentro de la normalidad.

Esto quiere decir, que muchas personas que están tomando la medicación para el hipotiroidismo, y en analítica tienen los niveles de hormonas tiroideas en los niveles adecuados, pueden estar sintiéndose mal en realidad, **por la falta de algunos de estas vitaminas o minerales, y es esa carencia la que hace que se**

encuentren mal y no el hipotiroidismo en sí.

Los alimentos ricos en magnesio son: verduras de hoja verde como espinacas y acelgas. En otras verduras como el guisante, brócoli, repollo, alcachofas, espárragos y coles de Bruselas. También está presente en frutas como aguacate, plátano, higos y frambuesas. Las semillas y los frutos secos son una fuente de magnesio muy interesante y puedes encontrarlo en: arroz integral, avena, nueces, cacao, almendras y soja.

Nutrientes para mejorar el Cabello

En este apartado quiero añadir algunos nutrientes para mejorar el aspecto del cabello ya que las personas que padecen hipotiroidismo, suelen tener muchos problemas a este respecto.

El cabello se encuentra dañado en general y suele caerse de manera muy frecuente en la zona de la frente y los laterales de las cejas.

Los champús realmente no son la solución, ya que lo que hay que hacer es nutrir el cabello desde la raíz y eso sólo se consigue mediante la alimentación.

Hay alimentos llamados alimentos cosméticos que pueden ayudarte a que tu pelo esté mejor. Más fuerte y brillante.

Biotina: comúnmente se la llama "Vitamina del Cabello" y **ayuda a frenar la caída**, **estimulando el crecimiento y fortaleciendo el pelo**. Su deficiencia es una de las causas de la calvicie.

Es una vitamina estable al calor, soluble al agua y alcohol pero también se oxida. Interviene en el metabolismo de los hidratos de carbono y las grasas. También se puede llamar **Vitamina H, Vitamina B7 y Vitamina B8.**

Hace unos años, se puso de moda usar champú de caballo para el cabello porque tiene biotina y daba mucho brillo al pelo, pero es más eficaz si se toma con la alimentación.

Otras vitaminas del grupo B muy beneficiosas para el cabello presentes en la levadura de cerveza son:

B1 y B2: Ambas ayudan en el proceso de crecimiento y fortaleza del pelo.

B3: Mejora la circulación sanguínea en el cuero cabelludo.

B5: Tiene como principal función la nutrición del

cabello.

B6: Es muy importante para tratar problemas de caspa y dermatitis seborreica.

B12: Si la Biotina es la primera, la Vitamina B12 la segunda vitamina más importante para el crecimiento del cabello. Le da vida. Además, como ayuda a reducir los ataques de los anticuerpos como ya hemos indicado, en el problema de caída del pelo por ataque autoinmune de los folículos pilosos, es de gran ayuda reduciendo el ataque de los folículos pilosos y ayudando a su regeneración. Es una de las vitaminas clave para volver a tener el pelo bonito, fuerte y brillante.

Levadura de cerveza: tiene un alto contenido en vitaminas del grupo B y es fundamental para mejorar la salud y belleza del cabello.

Extracto de Mijo: Está considerado como el "cereal sagrado" por la Medicina Tradicional China. Contiene proteínas, minerales, y ácidos grasos que alimentan y regeneran el cuello cabelludo.

Quercitina: el extracto de cebolla es la principal fuente de flavonoides de la naturaleza. Los Flavonoides son imprescindibles para un cabello sano y vigoroso.

Estimulan el crecimiento y mejoran la calidad del pelo.

Silicio: es un complemento básico para nuestro cabello. Lo hace más fuerte y mejora su crecimiento.

Cisteína: es un aminoácido clave para una buena salud capilar.

Zinc: Oligoelemento vital para la formación de colágeno. No es posible el crecimiento del cabello sin Zinc. Su deficiencia provoca la caída del cabello.

Hierro: Beneficia la aportación de oxígeno a las células epiteliales del cuero cabelludo.

Selenio: Antioxidante que actúa complementando la acción protectora, neutralizando los radicales libres de la exposición solar que causa el envejecimiento del pelo.

Estos tres últimos también eran beneficiosos para el buen funcionamiento del tiroides lo que me hace pensar que sea esa la relación por la que las personas con hipotiroidismo suelen tener el cabello frágil.

Así que ya sabes, puedes mejorar el aspecto de tu cabello con estas vitaminas y aminoácidos. Puedes encontrar preparados de varias sustancias para fortalecer tu cabello en las farmacias.

En mi caso, me encuentro bien en general pero tenía unos calambres en las plantas de los pies muy muy fuertes. Se me agarrotaban y ni siquiera con la mano era capaz de hacer que los dedos de mis pies se estiraran. Llevo sufriéndolos desde que me diagnosticaron hipotiroidismo aunque nunca lo había relacionado. He ido a fisioterapeutas y osteópatas y ninguno ha sabido nunca por qué me ocurría esto y me daban con mucha frecuencia sobre todo por las noches nada más tumbarme en la cama para dormir.

Pues bien, llevo tres meses tomando suplemento de magnesio y un puñadito de frutos secos por las mañanas (que son muy ricos en magnesio también) y no me han vuelto a dar... por lo que realmente lo recomiendo.

12.- Cómo adelgazar con hipotiroidismo

¿Qué podemos hacer para activar el metabolismo y poder perder peso con hipotiroidismo?

El problema fundamental, está en quitarse los kilos que se han ganado hasta que nos han diagnosticado la enfermedad. Mientras se padece, la enfermedad, como ya hemos visto, el cuerpo ha estado expuesto a un **fenómeno muy parecido a la desnutrición**. No ha sido incapaz de **metabolizar adecuadamente los nutrientes y tampoco ha podido utilizar la grasa almacenada** como fuente de energía. Todo ello ha producido la destrucción de **mucha masa muscular** que ha hecho que nuestro cuerpo tenga un **gasto calórico muy bajo**. Ésta es la principal razón por la que cuesta tanto trabajo perder peso con hipotiroidismo.

Los médicos muchas veces, por no decir siempre, le dicen a las personas que ya están diagnosticadas y en tratamiento hormonal sustitutivo, que pueden perder peso como cualquiera. Además suelen culpar al paciente y dicen **que si no pierde peso es porque está haciendo una dieta inadecuada**. No tienen en cuenta las secuelas que deja la enfermedad y que son la causa de la dificultad tan enorme que tienen estas personas para perder peso, incluso haciendo una dieta en que la ingesta de calorías se haya reducido al máximo.

El tema de la patología muscular en hipotiroidismo, es relativamente novedoso y no todos los médicos la conocen, si hace años que se sacaron la carrera y no han seguido formándose sobre los nuevos avances de las enfermedades.

Por eso casi todos los médicos y nutricionistas creen que una persona con hipotiroidismo una vez que tiene las hormonas tiroideas a niveles estables en sangre, ya debería perder peso al ritmo de cualquier persona, y no es así.

El punto de partida que hay que tener una vez que una persona con hipotiroidismo quiere perder peso, es ese: se parte con una masa muscular **muy pobre,** que hace falta **reconstruir y fortalecer** para poder tener un gasto calórico de una persona normal.

La masa muscular es el tejido corporal que más calorías gasta, incluso cuando estamos durmiendo. Por eso hay personas que pueden comer grandes cantidades de alimentos todos los días y no engordan. Suelen ser personas con gran cantidad de masa muscular, que quema muchas calorías, permitiéndoles comer sin engordar.

Para que te hagas una idea:

Un kilo de músculo en estado de reposo, quema entre 15 y 22 calorías al día, mientras que **un kilo de grasa tan sólo quema unas 6 calorías**. Realmente, aumentar la masa muscular es rentable

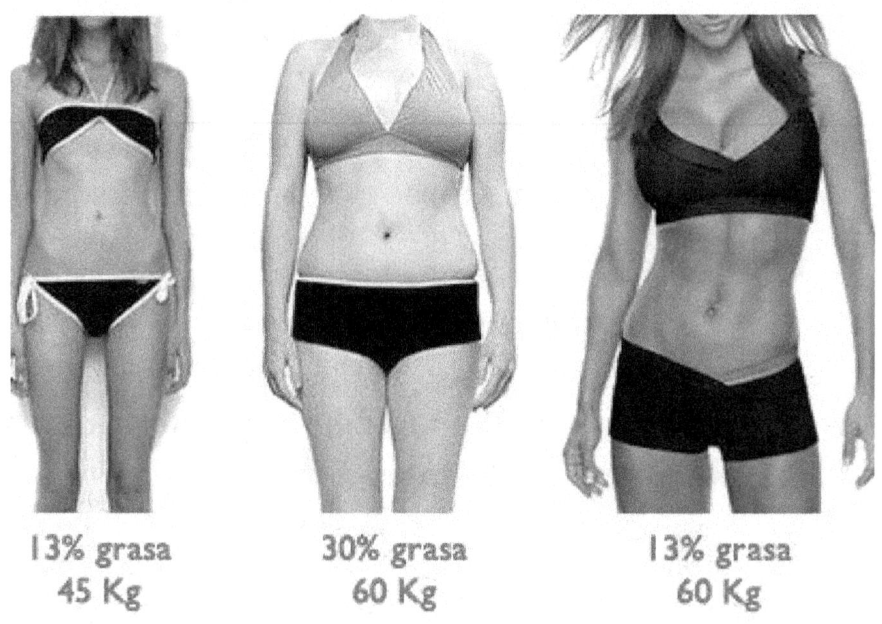

Aquí tienes la comparativa de tres mujeres con distintas composiciones corporales

La primera pesa 45 kilos, tiene 40 kg de musculo y tan solo 5 kilos de grasa. Para calcular su gasto calórico diario, multiplicamos los 40kilos de músculo por 22 calorías que consumen al día y nos da 880. Ahora calculamos cuánto gasta su masa grasa, multiplicando los 5 kilos por 6 calorías que gastan y obtenemos 30 calorías de gasto calórico diario de su masa grasa. Ahora sumamos lo que gasta la masa muscular que era 880 calorías a lo que gasta la masa grasa que son 30 calorías y obtenemos que la **primera chica tiene un gasto calórico diario de 910 calorías al día en estado de reposo**.

La segunda mujer que pesa 60 kilos, tiene 42 Kg de músculo que multiplicados por 22 calorías al día que gasta cada kilo de musculo. Nos da un gasto calórico de 920 calorías. Tendría además 18 kilos de grasa que multiplicados por 6 calorías de gasto calórico diario total por cada kilo de grasa, y nos daría 108 calorías de gasto diario. Ahora sumamos las dos cantidades 920 por un lado y 108 por el otro. Nos daría que **la segunda mujer tiene un gasto diario total en estado de reposo de 1028 calorías.**

La tercera mujer pesa 60 kilos también, pero tiene 52 Kilos de músculo que multiplicados por 22 nos dan un gasto calórico de 1144 calorías diarias. Ahora calculamos lo que gasta la masa grasa multiplicando los 8 kilos de grasa por 6 calorías diarias y sale 48.

Ahora sumamos ambas cantidades: 1144 calorías de gasto calórico de la masa muscular con 48 calorías diarias de gasto calórico de la masa grasa y nos daría **un total de 1192 calorías diarias solamente tumbada en el sofá.** A poco que se mueva, con una dieta de 1200 calorías perdería peso sin esfuerzo alguno... sin embargo la segunda chica para poder perder peso, tendría que hacer una dieta muy estricta.

Pues eso es lo que le pasa básicamente a las personas que han padecido hipotiroidismo: el volumen de masa muscular es tan bajo, que ni con una dieta de 900 calorías consiguen perder peso y por eso **primero deben centrarse en recuperar la masa muscular a toda costa.**

Las personas que padecen hipotiroidismo, **podrían tener una masa muscular de 40 kilos como la primera chica, y 20 o 30 kilos de grasa.** Como su masa muscular es tan pobre, **su gasto calórico diario es muy pequeño**. Para adelgazar, haría falta hacer una dieta por debajo de 900 calorías y eso está totalmente desaconsejado porque se podría poner en grave riesgo la salud. Es por ello que **incrementar el gasto calórico es la clave para poder perder peso**.

Para ello debes realizar una alimentación que te

permita, por un lado absorber y procesar los nutrientes de forma adecuada y aumentar la masa muscular, y por el otro lado, debes realizar ejercicios que te ayuden a tonificar y construir masa muscular nueva.

Si tu organismo, no detecta que va a necesitar crear nueva masa muscular porque realizas alguna actividad e manera regular, no la construirá. Podrás hacer que se mantenga la que tienes con una alimentación adecuada, pero sin realizar ningún tipo de ejercicio **NUNCA** conseguirás que se incremente tu masa muscular.

Para controlar los progresos en la construcción de nueva masa muscular, puedes utilizar las nuevas básculas inteligentes que te miden la cantidad de agua, músculo, grasa y hueso que tienes en el organismo.

12.1.- Alimentos para combatir el hipotiroidismo

Gracias a la dieta, también podemos **potenciar** el funcionamiento de la glándula tiroides si tomamos alimentos ricos en **Vitamina E, Selenio, Yodo, Cobre y Zinc**. Como ya habíamos visto, estos también se podrían tomar en suplemento nutricional.

Vamos a ver una serie de consejos que te ayudarán a perder peso de forma más fácil.

Incrementa el consumo de proteínas: en las proteínas se encuentra la **L-tirosina** que ayuda a regular el funcionamiento de la glándula tiroides. Además gracias a las proteínas, nuestro organismo podrá fabricar músculo con lo que fomentaremos el incremento de la masa muscular

Reduce el consumo de hidratos de carbono: cuidado que digo **REDUCE y no elimina**. Con hipotiroidismo, se tiene más dificultad en procesar el azúcar y los hidratos de carbono, por lo tanto, es recomendable reducir su consumo. Si se toman, es mejor hacerlo en las primeras horas del día, en que es más probable que se consuman al desarrollar las tareas diarias, y hacer una cena alta en proteínas. Cuando nos acostemos el gasto calórico será mínimo y las calorías de los alimentos que no se consuman, se almacenarán en forma de grasa.

Muchas personas que creen hacer una dieta sin gluten, dicen que adelgazan al retirar el gluten de la dieta. Como ya hemos comentado antes, en muchos casos, lo único que han hecho ha sido reducir la pasta, pan, pizza, rebozados y muchos alimentos calóricos que consumían antes. Esos alimentos tenían en su elaboración harina de trigo y esa ha sido la clave del éxito.

Reduciendo la cantidad de hidratos de carbono y no tomándolos a partir de las seis de la tarde que se metabolizan peor, notarás como poco a poco vas perdiendo peso casi sin esfuerzo.

Toma el sol: la vitamina D que nuestro cuerpo sintetiza cuando nos exponemos a los rayos solares, es fundamental para combatir el hipotiroidismo. Por lo tanto, procura tomar el sol incluso en invierno.

Aumenta el consumo de fibra: te ayudará a conseguir una mayor sensación de saciedad y te ayudará a comer menos.

Procura tomar muchos líquidos: así contribuirás a reducir la retención de líquidos. Para esto también es muy recomendable el té verde, que te ayudará a combatir la fatiga del hipotiroidismo y la retención de líquidos.

Acude a un Nutricionista: Si no tienes conocimientos previos o suficientes para elaborarte una dieta especial para tu problema de hipotiroidismo, yo te recomendaría que acudieses a la consulta de un nutricionista para que te ayude a elaborar un plan específico para tu problema.

No es lo mismo un Endocrino que un nutricionista.

El endocrino es el médico especializado en los trastornos de las glándulas productoras de hormonas, en su funcionamiento y patologías, pero no ha estudiado nutrición, ha estudiado endocrinología. El endocrino te ayudará con tu medicación, con tus analíticas y el tratamiento de tu hipotiroidismo, pero no está especializado en planes alimenticios. Si vas a verle para adelgazar, te dará un plan nutricional que sacará del cajón, y que es el mismo exactamente que le da a todo el mundo que le pide una dieta para adelgazar... pero no uno personalizado específicamente para ti.

Sin embargo, el nutricionista ha estudiado solo y exclusivamente nutrición humana, y está especializado en dietas y planes alimenticios. Te elaborará un plan específico para ti, para que incrementes tu masa muscular perdida y para que consigas perder peso reduciéndote los carbohidratos y potenciando los alimentos que tienen los nutrientes necesarios para que tu tiroides trabaje mejor. Si tienes hipotiroidismo subclínico podrá intentar potenciar la glándula tiroides a través de la alimentación o en el caso de ya tener hipotiroidismo intentará que tu glándula siga funcionando para que tu medicación esté en los niveles adecuados y no necesites cada vez más cantidad.

¡¡Ojo que es muy importante tener cuidado con tomar demasiado yodo si tienes tiroiditis de Hashimoto!!, y esto casi nadie lo tiene en cuenta.

12.2.- Ejercicio para Hipotiroidismo.

Es fundamental **recuperar la masa muscular que hemos perdido en el transcurso de la enfermedad**, ya que si no, nuestro cuerpo gastará muy poca energía y será prácticamente imposible perder peso. Para recuperar la masa muscular es imprescindible **realizar algún ejercicio de resistencia o cargas**, con mancuernas o peso extra. **Podemos ayudarnos de algún precursor de la hormona de crecimiento. Estos precursores demás de ayudar a construir nueva masa muscular** y mantener la existente, ayudan enormemente a renovar las células y mejora el aspecto de la piel. Son de gran ayuda ya que nuestra piel en el transcurso de la enfermedad se ve muy castigada.

Además, el tejido muscular es el tejido que más

energía consume, por el mero hecho de estar ahí. Como ya hemos visto, un kilo de músculo gasta entre 15 y 22 calorías al día, mientras que un kilo de grasa tan sólo quema 6. Si incrementas tu masa muscular, estarás incrementando el gasto calórico diario, de una forma muy importante. **Al ganar músculo se quema más grasa, ya que el músculo es un tejido metabólicamente activo** y aunque no lo entrenemos al cabo del día necesita sus calorías para mantenerse. Y esas calorías las va a quemar sobre todo a base de grasa.

Piensa que, por cada kilogramo de músculo que ganemos vamos a necesitar diariamente unas 125-150 kcal más, que es lo que consume el músculo a diario con movimientos normales. Si entrenamos y hacemos ejercicio, esa quema de calorías será aún mayor. Por tanto, cuando ganamos músculo no solo estamos aumentando de volumen la masa muscular, sino disminuyendo la cantidad de grasa corporal.

Estas cifras, que parecen poco, se magnifican si al cabo de unos seis-doce meses ganamos unos tres kilos de músculo, esto supondrá una quema adicional **de 400-450 kcal al día, algo nada despreciable**. La cuestión es fácil, si aumentamos nuestro motor, que son los músculos, necesitamos más combustible, que es la quema de calorías, sobre todo a partir de grasas.

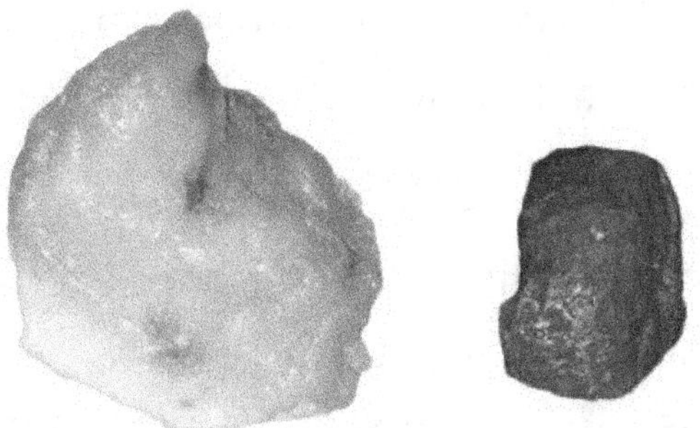

En esta imagen, puedes ver una comparativa de lo que abulta un kilo de músculo frente a un kilo de grasa. Ir sustituyendo kilos de músculo, por kilos de grasa, es una de las estrategias más efectivas para perder peso, porque cuando más músculo tengas más calorías gastarás a diario y menos tendrás que restringir tu dieta para perder peso.

Además, cuando realizamos ejercicios de fuerza, **se queman calorías mientras se realiza el ejercicio, pero cuando terminamos, se siguen quemando calorías,** porque el cuerpo debe construir más masa muscular, para que cada vez le cueste menos trabajo realizar el ejercicio, y porque se producen microrroturas que hay que reparar. Por lo tanto, para adelgazar, es el ejercicio perfecto.

Subir escaleras con mochila, ejercicios botellas de agua

con los brazos, donde implicamos a gran parte de la musculatura principal y secundaria, son muy recomendables. Ayudaremos a ganar masa muscular antes y a quemar un buen número de calorías.

No pienses que por subir tres o cuatro kilos de masa muscular si eres mujer vas a parecer un hombre o vas a estar muy musculada. Para que te hagas una idea, los competidores de culturismo suelen tener diez kilos más de los centímetros que miden para poder competir. Por ejemplo, si miden 170cms para poder competir deben pesar 80 kilos y representarían unos 70 kilos SOLO DE MÚSCULO.

A parte, que se puede perder mucho volumen incrementando la masa muscular y aunque en báscula peses más, puedes estar más delgada y usar una o dos tallas menos.

Mira, te pongo el ejemplo de estas dos mujeres para que veas cómo puedes mejorar tu cuerpo aumentando la masa muscular:

Fíjate en estas dos mujeres. En ambas fotos pesan la misma cifra y en la segunda están visiblemente más delgadas cuando el peso es el mismo.

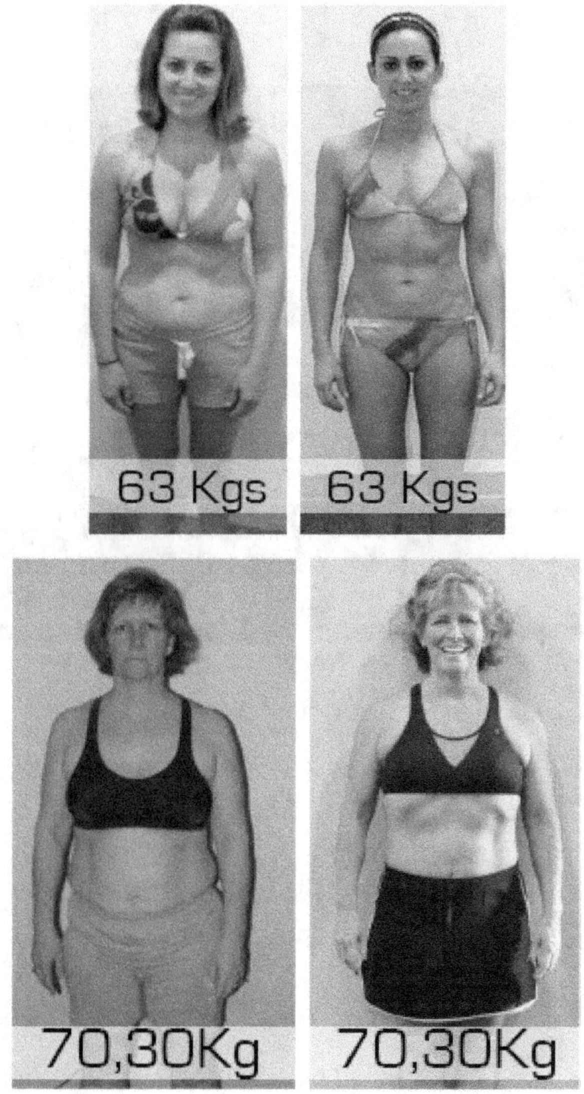

Esto sólo ocurre cuando aumentas la masa muscular.

Y ya, para que veas cómo incluso pesando más se puede estar más delgada con más masa muscular mira esta última foto.

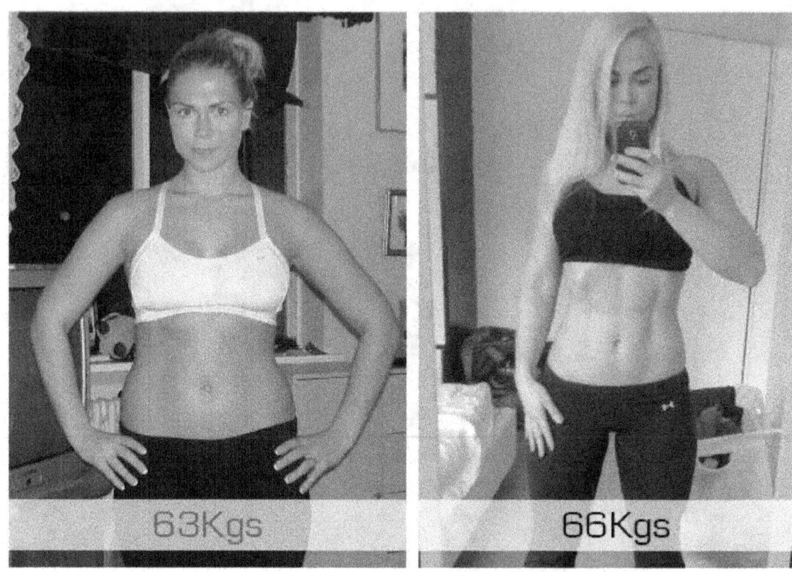

¡¡Fíjate que diferencia en volumen y en báscula son tres kilos más!!. Increíble, ¿verdad?

Lo mejor de esto, es que además, tal y como está esa chica en la segunda foto, gasta de media, unas 400 calorías diarias más. Es decir, puede comer más cantidad de comida sin engordar.

Y por si nos lee algún chico, aquí tenéis un ejemplo masculino de lo que estamos hablando. No he encontrado fotos de chicos que pesen lo mismo en báscula con musculaturas distintas... es más, no he encontrado casi ninguna foto de chicos que hayan perdido peso y ganado músculo con lo que pesaban en cada momento, pero creo que esta foto es bastante orientativa del cambio que puedes conseguir.

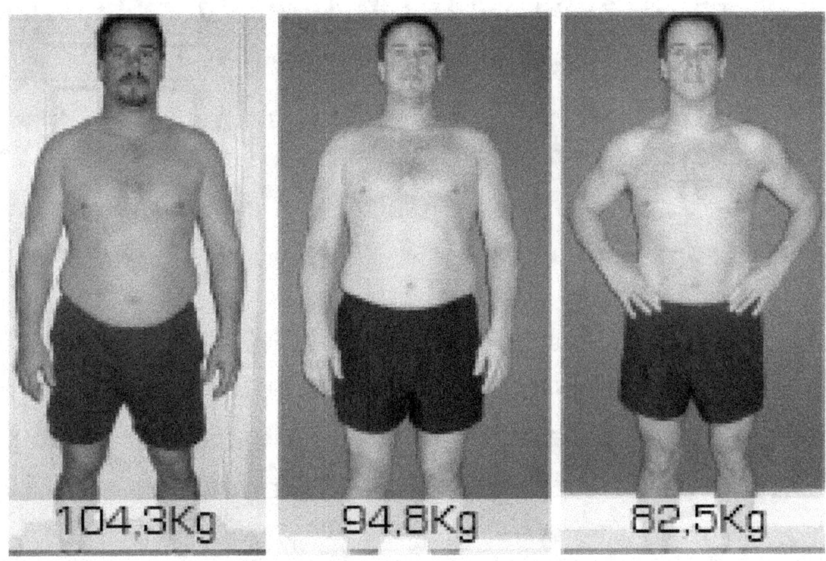

Si eres hombre, tu sistema hormonal te permite ganar masa muscular más rápidamente que si eres mujer, por lo que tenéis una pequeña ventaja, aunque hay que empezar con mucho cuidado porque si padeces hipotiroidismo tu masa muscular puede estar muy dañada.

Aviso que si vas a empezar a realizar algún tipo de ejercicio (si tienes hipotiroidismo te lo recomiendo sí o sí) sería muy apropiado que **incluyeras algún suplemento de magnesio ya que de este modo**

evitarás calambres y dolores musculares y protegerás un poco tus fibras musculares, en caso de que tengas carencia de este mineral. Ya comentamos que **las personas con hipotiroidismo suelen tener déficit de magnesio** y de esta forma, al tomarlo en suplemento, evitarás calambres y dolores musculares. Cuando se comienza a hacer ejercicio suelen ser bastante frecuentes, en todas las personas, pero sobre todo si ya padeces hipotiroidismo.

Hemos dicho que **para aumentar la masa muscular** además de comer suficiente cantidad de **proteínas,** era necesario **hacer ejercicios de cargas** o **de pesas** para que el cuerpo fuese fabricando más tejido muscular, pero que las personas que han padecido o padecen hipotiroidismo tienen un sistema muscular muy dañado, y no pueden realizar cualquier tipo de ejercicio. Pensarás, que tú no puedes hacer ejercicios que puedan ayudarte a incrementar tu masa muscular y no es así.

Hay unos ejercicios ideales, para personas que han sufrido daño muscular a causa del hipotiroidismo, para volver a reconstruir esos músculos tan dañados. Son los ejercicios isométricos.

Ejercicios isométricos

Los ejercicios isométricos, consisten en **mantener unas posturas específicas** que **durante un tiempo determinado,** que se va incrementando conforme se va avanzando en la recuperación muscular. **Al no producirse alargamiento ni acortamiento de las fibras, son tremendamente adecuados, para las personas que padecen miopatía hipotiroidea, es decir, prácticamente todos los enfermos de hipotiroidismo.**

Los ejercicios isométricos tienen las siguientes ventajas:

No requieren material específico y se pueden realizar desde niveles muy muy básicos, que aseguran que no se van a producir lesiones.

Se pueden realizar a cualquier edad y son muy recomendables para recuperarse de lesiones y para personas mayores, que no han realizado nunca ejercicio.

Producen un aumento muy rápido de la fuerza

Puede ser necesaria solo una repetición por cada ejercicio.

Ejecución:

Se trata de **mantener una postura determinada durante un tiempo**. Se puede **comenzar por diez segundos cada postura**, para ir incrementando el tiempo progresivamente. **Una vez que seamos capaces de aguantar un minuto, podríamos incrementar el nivel de ejercicio añadiendo peso**.

Cuando ya se es capaz de realizar entre 45 segundos y un minuto todas las posturas, podríamos empezar también a realizar un entrenamiento de circuito, en el que se mezclen varios ejercicios y repetir el circuito dos, tres... o las veces que aguantemos.

Después de poder hacer cada ejercicio durante un minuto, podrías comenzar a realizar ejercicios de repeticiones convencionales con un poco de peso y **si no sientes dolor habrás conseguido tener la masa muscular de una persona que no haya padecido hipotiroidismo, o tu pérdida de masa muscular habrá sido muy leve.**

Esto significaría, que te encontrarás ágil y con energía otra vez. Que podrás subir escaleras sin dolor y sin cansarte. Podrás agacharte a coger algo que se te haya caído al suelo y te podrás levantar con normalidad y no agarrándote a cualquier cosa que tengas cerca. Volverás a sentirte joven otra vez independientemente de la edad que tengas.

En breve sacaremos una aplicación para el móvil con una serie de instrucciones y ejercicios para recuperar la masa muscular cuando se padece hipotiroidismo.

Para empezar en el nivel más básico, estos serían los ejercicios recomendados. Con ellos trabajarías toda la musculatura del cuerpo y notarás rápidamente la recuperación. Puedes empezar por 10 segundos cada ejercicio e ir incrementando.

Los ejercicios más básicos con los que puedes empezar son:

1.- Sentadilla en Pared

Colócate como si estuvieras sentado y con la espalda apoyada en la pared, haciendo fuerza con las piernas como si estuvieras empujado la pared con el cuerpo. Este ejercicio es muy efectivo para los cuádriceps

2.- Zancadas

Colócate con una rodilla doblada por detrás sin apoyar en el suelo y la otra hacia delante. Haz el mismo intervalo de tiempo con las dos piernas. Primero con la derecha delante y la izquierda detrás y viceversa.

3.- Elevación pierna estirada atrás

Con las piernas estiradas se eleva una sin flexionar la rodilla hacia atrás y se inclina el tronco hacia delante que hará que sea más fácil mantener el equilibrio. Este ejercicio es muy bueno para los glúteos y la parte baja de la espalda.

4.- Supermán

Tumbados boca abajo se elevan las piernas y los brazos a la vez, quedando sólo apoyados en el suelo con el abdomen. Este ejercicio es muy bueno para toda la zona de la espalda y los glúteos.

5.- Fondos de tríceps

Apoyando las manos en una silla, bajamos haciendo que los brazos queden doblados en un ángulo de 90 grados. Este es el ejercicio más efectivo para los tríceps.

6.- Bíceps martillo

Con algo de peso, que pueden ser un par de botellas pequeñas de agua, mantenemos la postura con el codo flexionado a 90 grados. Este ejercicio es básico para el bíceps. Podemos hacerlo con la muñeca rotada o sin rotar como en el dibujo. El efecto es más o menos el mismo.

7.- Plancha frontal

Con el cuerpo estirado nos apoyamos en el suelo solamente en los antebrazos que deben estar formando un ángulo de 90 grados y las puntas de los pies. Este ejercicio es fantástico para la zona abdominal. Algunos entrenadores mantienen que es más efectivo que los abdominales tradicionales de repeticiones llamados Crunch.

8.- Plancha lateral

Mantenemos el cuerpo estirado y nos apoyamos

lateralmente en el suelo en el antebrazo que forma un ángulo de 90 grados con el cuerpo y en los laterales de los pies. Es el ejercicio más efectivo para los abdominales cruzados y laterales.

Estos ejercicios, son muy básicos pero te ayudarán a comenzar a aumentar un poco la fuerza y que tu sistema muscular comience a tener algo de tono para más adelante comenzar con ejercicios más intensos.

Hay que tener en cuenta que si padeces hipotiroidismo, tu sistema muscular puede estar de

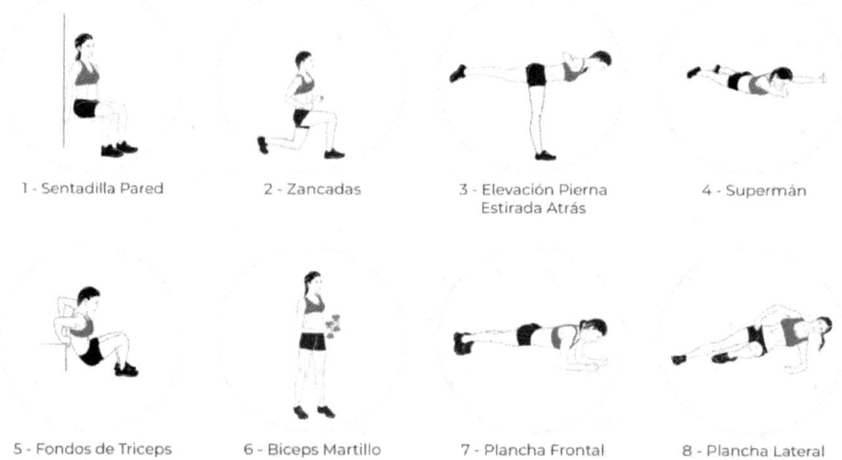

1 - Sentadilla Pared   2 - Zancadas   3 - Elevación Pierna Estirada Atrás   4 - Supermán

5 - Fondos de Triceps   6 - Biceps Martillo   7 - Plancha Frontal   8 - Plancha Lateral

moderada a severamente dañado, por lo que hay que comenzar a realizar ejercicios de forma muy lenta y progresiva, ya que se pueden producir desgarros y roturas musculares muy fácilmente.

Es recomendable, alternar días de práctica con estos ejercicios y otros días en que salgas a caminar a ritmo rápido durante al menos cuarenta minutos. Lógicamente, siempre es mejor algo que nada, y si sólo puedes salir quince minutos, eso será mejor que no salir.

El que se haga ejercicio durante cuarenta minutos, según multitud de entrenadores personales fomenta la quema de grasa, ya que durante los primeros veinte minutos, se quemaría el glucógeno almacenado en el hígado y músculos como fuente de energía para realizar el ejercicio, y después de ese tiempo se utilizaría la grasa como fuente de energía.

Hay bastante controversia a este respecto porque según estudios más recientes, no se quemaría solamente glucógeno durante una fase y solo grasa durante la segunda, sino que se irían utilizando las dos fuentes de energía en todo momento, pero alargando el ejercicio hasta los cuarenta minutos nos aseguraríamos de que algo de grasa durante el ejercicio sí estaríamos quemando.

Hacer ejercicio e incrementar la masa muscular, es el pilar fundamental para que las personas que han sufrido hipotiroidismo, puedan adelgazar a un ritmo normal y puedan volver a recuperar la agilidad que tenían antes de contraer la enfermedad.

Se puede perder peso con una dieta adecuada, por supuesto que sí, pero siempre será más efectiva y con resultados más duraderos, si además realizamos algo de ejercicio, que recupere nuestra masa muscular, e incremente el gasto calórico diario poco a poco.

En mi caso, tras mi primer embarazo estuve intentando perder peso haciendo dieta hipocalórica pero no conseguí perder nada de peso. Conseguía mantenerme más o menos en un peso estable que era de 80 kilos, pero no era capaz de perder nada de peso y así estuve durante cinco años.

Me volví a quedar embarazada y aunque durante todo el embarazo cogí el peso normal, cuando di a luz estaba en 88 kilos y me estabilicé en 84. Yo mido 1,63m y para nada estaba en un peso saludable. Además me sentía muy envejecida. Me costaba mucho trabajo levantarme cuando me había agachado a coger algo del suelo y tan sólo tenía 38 años.

Cuando mi hijo pequeño dejó de tomar pecho, empecé a hacer una dieta hiperprotéicas, y comencé a perder peso de forma regular y en cuatro meses perdí 18 kilos.

Al tomar una cantidad de proteínas más alta, conseguí en parte no perder más masa muscular y como se reducen al máximo los hidratos de carbono que se metabolizan peor con el hipotiroidismo, fui perdiendo peso bastante rápido, lo que hacía que me mantuviera más motivada a seguir la dieta, y al final conseguí estabilizarme en un peso de 66 kilos.

La dieta hiperprotéicas que realicé es la Dieta Dukan. (OJO, NO ESTOY RECOMENDANDO LA DIETA DUKAN, SÓLO TE ESTOY CONTANDO CÓMO PERDÍ PESO YO)

La dieta Dukan, hay que hacerla con mucho cuidado, ya que hay personas a las que les puede sentar muy mal.

Se basa en cuatro fases en las que los alimentos se distribuyen de manera diferente.

Durante la primera fase, o fase de ataque, solamente se pueden tomar proteínas, y dependiendo de los kilos que necesites perder, oscila entre dos y siete días. Durante esa fase, solo puedes tomar alimentos proteicos, como carne, pescado, lácteos y huevos.

La segunda fase, o fase crucero, tiene una duración

variable, dependiendo de los kilos que necesites perder. En mi caso creo que fue de unos tres meses y medio. En esta fase, se alternan días de proteínas puras, en que sólo puedes tomar proteínas y otros días, en que se toman proteínas y verduras. Es de suma importancia, que durante esta fase, los días que tomes proteínas y verduras aumentes considerablemente el consumo de verduras, para evitar que tengas carencias nutricionales de vitaminas y minerales. Es muy importante también tomar verduras crudas en ensalada, como tomates, pimientos, lechuga... etc.

La última fase, o fase de estabilización, se mantiene de por vida y hay que hacer un día a la semana de proteínas obligatoriamente.

Se recomienda tomar todos los días, una cucharada como mínimo de salvado de avena, para mejorar el tránsito intestinal, pero además se puede realizar pan y magdalenas en el horno lo que hace mucho más llevadera la dieta. Hay multitud de foros en internet y grupos de Facebook, con recetas aptas para dieta Dukan que hacen que se amplíe el abanico de alimentos que puedes tomar y se puede elaborar incluso pizza, pan, magdalenas... y recetas dulces que están permitidas durante toda la fase crucero.

Es una dieta que ha tenido muchos detractores, porque el problema fundamental es que la gente la hace por su cuenta y en muchos casos las personas se acaban perjudicando porque no siguen las recomendaciones, no tienen conocimientos básicos de alimentación-nutrición y al final acaban comiendo solo carne y poco más, por lo que se deterioran los riñones por el exceso de proteínas.

Su creador Pierre Dukan, no tiene conocimientos de nutrición y la elaboración de la dieta, se basó en el ensayo y error que llevó a cabo con sus propios pacientes, pero hay personas a las que les funciona, y eso es innegable.

Yo tuve mucho cuidado de que mi alimentación fuese lo más completa posible, haciendo mucho hincapié en los días que tomaba proteínas y verduras, para completar al máximo los nutrientes esos días.

Leí el libro antes de comenzar a realizar la dieta y me aseguré de que la realizaba de forma correcta. También me realicé analíticas periódicas para ir controlando los niveles en todo momento.

Mis niveles de colesterol, se mantuvieron estables

durante todo el proceso de adelgazamiento, porque no tomaba apenas nada con grasa y los niveles de hormonas tiroideas se incrementaron por lo que tuve que rebajar la dosis de Levotiroxina de 150 que tomé durante todo el embarazo a 125. No obstante esto es algo que suele ocurrir de manera normal aunque no se haga dieta, y no tendría por qué representar necesariamente que había mejorado en mi enfermedad. Durante el embarazo, suele ser necesario aumentar la dosis de Levotiroxina debido a que el organismo necesita más hormonas tiroideas durante la gestación, pero una vez que se termina el periodo de lactancia el cuerpo suele reducir los niveles necesarios y se vuelve a bajar la dosis de medicación.

También es cierto, que cuando vas bajando de peso, las necesidades de Levotiroxina se reducen, por lo que es muy necesario realizarse chequeos periódicos para asegurarnos de que todo va bien.

Aunque había bajado de peso, me seguía sintiendo con cierta debilidad y muchos calambres en los pies recurrentes. El tema de la debilidad lo achacaba fundamentalmente a la edad, ya que aunque aún era joven ya rondaba los cuarenta años y los años se van notando de manera ineludible.

Seguí manteniendo mi peso, y a los tres años comencé a realizar ejercicio de forma regular, y tuve un cambio muy notable. No solo en la firmeza de mi piel, los músculos y silueta, sino que aumentó mucho mi fuerza, resistencia y vitalidad a niveles que no sentía desde hacía diez años.

Con todo esto te quiero decir, que aunque ahora te sientas débil y envejecida, si recuperas tu masa muscular y practicas algo de actividad física, puedes volver a sentirte tan joven como cuando tenías treinta años y podrás perder peso de forma normal y no al ritmo que seguramente lo haces ahora.

Además conforme te vas sintiendo más ágil y fuerte, tu autoestima y ánimo en general mejora muchísimo y poco a poco dejas de tener ese estado depresivo que se tiene muchas veces cuando se padece hipotiroidismo, porque mientras que realizas ejercicio tu cuerpo va segregando una serie de hormonas que hacen que te encuentres mejor.

Te recomendaría que lo vieses desde el siguiente punto de vista: hay personas que debido a una dolencia o accidente de tráfico, tienen que realizar una serie de ejercicios de rehabilitación con cierta frecuencia o a diario, y acuden a un fisioterapeuta que les indica y les ayuda a realizar esa serie de movimientos, que pueden resultarles muy dolorosos, pero que con mucho esfuerzo los hacen y van mejorando y recuperando la movilidad perdida poco a poco. Pues bien, tú, debido a tu problema de hipotiroidismo, has perdido mucha masa muscular y debes hacer ejercicios de rehabilitación, que te ayuden a recuperar la masa muscular perdida, para primero poder perder peso de forma normal y volver a como estabas antes de contraer la enfermedad y en segundo lugar, para recuperar la fuerza y agilidad que has perdido, mientras que tus hormonas han estado descontroladas.

Es así como debes tomártelo, debes obligarte a realizar ejercicio y después de un mes, verás cómo comienzas a sentirte mucho mejor si no antes.

Cuando se hace ejercicio, también se pierde peso, pero si comienzas a incrementar la masa muscular, tu peso en la báscula comenzará a cambiar y puede ser que empieces a pesar más aunque puedas tener menos volumen como ya habíamos visto antes. Por eso, te recomiendo que lleves un registro de medidas.

Realízate unas medidas en ciertos lugares para que te sirvan de referencia.

Es muy práctico llevar el control en una hoja Excel o en un cuadro similar a este:

FECHA	PECHO	CINTURA	CADERA	MUSLO	BICEPS

De esta forma, irás viendo la evolución y cómo vas perdiendo volumen en las distintas zonas, lo que te permitirá ver cuantitativamente el volumen que vas perdiendo, aunque a lo mejor en báscula no se refleje tanto, ya que a veces la pérdida de volumen es mucho más notable que la pérdida de peso

.

13.- Famosos con Hipotiroidismo

En este apartado, quiero poner de manifiesto que quizá haya personas que tú conoces y que nunca pensarías que padecen hipotiroidismo porque aparentemente no se les nota, para que veas, que tú también podrás estar bien aunque ahora te encuentres con sobrepeso o movilidad reducida debido a tu hipotiroidismo.

En ocasiones, hay algunos famosos que son noticia por un notable aumento de peso y los medios de la prensa "rosa", se ceban con ellos criticándoles como si lo más importante en esta vida fuese estar delgados por encima de ser bueno en su profesión. Algunos de estos famosos, acaban confesando que su ganancia de peso se debe a un problema médico como es el hipotiroidismo y después pierden peso o directamente se pasan a la filosofía "curvy" resignándose a quedarse con ese exceso de peso de por vida.

En el hipotiroidismo, la manifestación física más evidente, es la ganancia de peso, pero conlleva muchas otras dolencias como bien sabrás, entre las que se encuentran los problemas de sueño, irregularidades en el tránsito y depresión profunda en muchos casos.

Vamos a ver una lista de personas famosas o conocidas, que han confesado padecer hipotiroidismo o alguna otra enfermedad de la glándula tiroides, para que veas que hay personas que pueden llegar a llevar una vida normal e incluso perder peso, aun padeciendo hipotiroidismo.

Las imágenes de estas personas suelen estar protegidas por los derechos de imagen y por eso hay algunas de las que no hay foto. Puedes verlas, si en google pones el nombre de la persona e hipotiroidismo. En las imágenes de la búsqueda podrás ver las fotos del antes y el después.

Vamos a ver quiénes son estas personas conocidas que también padecen hipotiroidismo.

1-Tamara Falcó

Tamara Falcó (una de las hijas de Isabel Preysler que es la madre de Enrique Iglesias), recibió el diagnóstico de su problema de tiroides en Mayo de 2016. Puedes encontrar su Instagram @tamara_falco . Haciendo gala de su peculiar sentido del humor, se tomó la noticia con filosofía. "Cuando ya había ganado peso, el médico me dijo: 'Prepárate ahora para que se te caiga el pelo'. Y dije: '¡No! Gorda y calva, eso sí que no'", cuenta entre risas a la revista 'Hola'. Aunque reconoce que al principio le afectó mucho el cambio físico, ahora "ya no veo tan mal mis curvas", confiesa.

Tamara declaró que los médicos, le habían diagnosticado a tiempo el hipotiroidismo y, en cuanto han dado con la dosis adecuada de tiroxina, su salud y su cuerpo han empezado a reaccionar favorablemente.

2.- Chabeli Iglesias

Su hermana Chabeli Iglesias (también hija de Isabel Preysler y hermana de Enrique Iglesias), padece el mismo problema y, como a ella, uno de los efectos más notables a simple vista es un significativo aumento de volumen. La nueva imagen de la primogénita de Julio Iglesias e Isabel Preysler, recorrió las redacciones hace algunos años para asombro de toda la profesión. Bueno, ya sabes que en el aspecto físico, es prácticamente en lo único que se fijan estos medios.

3.- Tania Llasera

Entre los profesionales del periodismo también se ha dado algún caso. La periodista Tania Llasera, cambió de talla poco antes de quedarse embarazada, y también confesó ante la presión sobre su peso, que padece problemas en la glándula tiroides y ha apoyado a Tamara Falcó desde su Vlog que puedes en encontrar en *https://www.mtmad.es/dando-la-talla-que-es-gerundio/* : "Dejé de fumar y se me disparó la tiroides. Empecé a engordar y veía que las cosas no me cabían. Fui comprándome más ropa, pasó el verano… estaba muy hinchada, pero tampoco me veía tan mal", explica. "Me empecé a medicar y me cambió el cuerpo, parece que haya que pedir perdón", protesta desde su tribuna virtual.

Parece que una mujer que engorda deba estar justificándose de por qué ha engordado y pidiendo perdón por ello todo el rato.

Otra periodista española con este mismo problema es Minerva Piquero que presentaba hace años el tiempo en Antena 3 .

4.- Ronaldo Nazario

El tema de la tiroides, no solo afecta a las mujeres, también a los hombres. Uno de los ejemplos más sonados es el del ex futbolista Ronaldo.

En España, es muy conocido porque jugó durante mucho tiempo en el Real Madrid, equipo que abandonó tras coger algo de peso y empezar a recibir muchas críticas por ello. El carioca, tuvo que abandonar su carrera profesional por esta enfermedad y su peso también se vio afectado. Se metían mucho con él y le llamaban gordo y vago porque decían que no corría y que no se esforzaba lo suficiente; como se dice aquí en España "no sudaba la camiseta", pero el problema al que se enfrentaba Ronaldo era el hipotiroidismo. Además, sufría lesiones constantes, debido a la mioclonía hipotiroidea que sufría, también con roturas de tendones y ligamentos constantes. Francamente, tuvo que enfrentarse a muchísimo dolor, teniendo en cuenta lo que duelen los músculos cuando se sufre esta enfermedad.

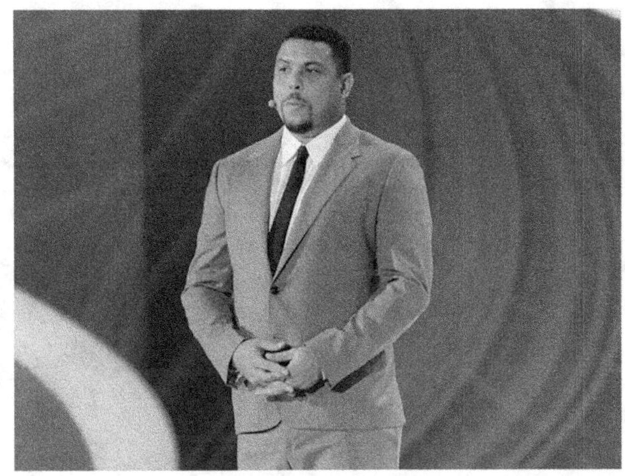

Él no se medicaba, porque tenía miedo de que la hormona sintética que debía tomar, diese positivo en los controles de doping. Estuvo muchos años padeciendo la enfermedad sin tratamiento, hasta que al final ante el riesgo tan grande que tiene para la salud no tomar la medicación, tuvo que abandonar el fútbol de forma profesional, para poder recibir su tratamiento. "Muchos deben estar arrepentidos ahora de haberse burlado tanto de mi peso, pero no guardo rencor a nadie", dijo el ex jugador de clubs como el Barcelona, Real Madrid, Internacional y Milán al referirse a las críticas que siempre recibió por sus repentinas redondeces.

5.- Carl Lewis

Otro deportista, el inolvidable atleta Carl Lewis,

corredor de 100 metros y ganador de varias medallas olímpicas. Carl, tuvo que suspender algunas de sus carreras durante el Campeonato de Tokio de 1991 por un problema de tiroides. Lo superó con tratamiento hormonal.

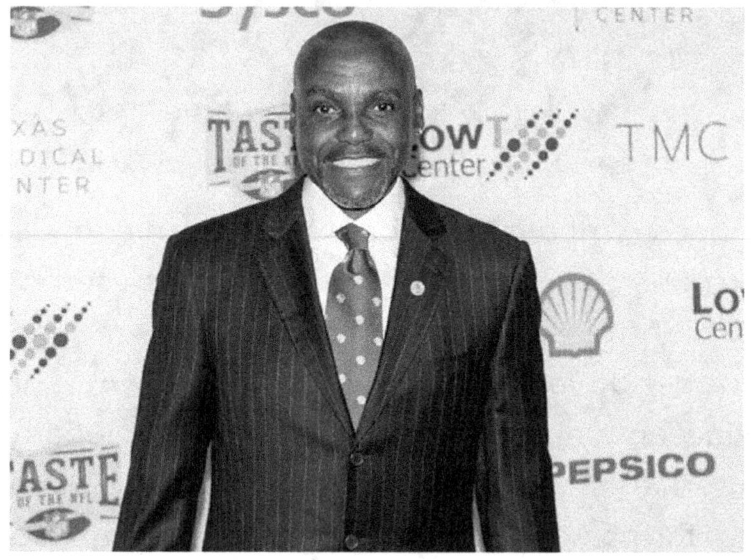

Es muy importante no dejar la medicación y esa es la clave para que las personas que se encuentran bien lo sigan estando.

7.- Caritina Goyanes

Los malos hábitos alimenticios y las dietas de adelgazamiento sin control también afectan a la tiroides. Si no que se lo digan a Caritina Goyanes, quien asegura que se ha fastidiado su metabolismo ella solita. "He hecho 20.500 dietas, he ido a todos los médicos del mundo y me he destrozado el cuerpo con métodos de choque y otros más permisivos. Algunos funcionaron, pero el efecto rebote resultó brutal", asegura. Su Instagram es @carigoyanes

8.- Oprah Winfrey

Oprah es otra víctima del hipotiroidismo.

Como Ronaldo, Oprah sufre de hipotiroidismo, desde hace muchos años. Quizá esa sea la razón por la que tiene esos cambios bruscos en su peso. Es muy complicado mantener el peso y no engordar como bien sabrás. Hay que llevar un control muy estricto de la alimentación y no saltarse nunca la medicación.

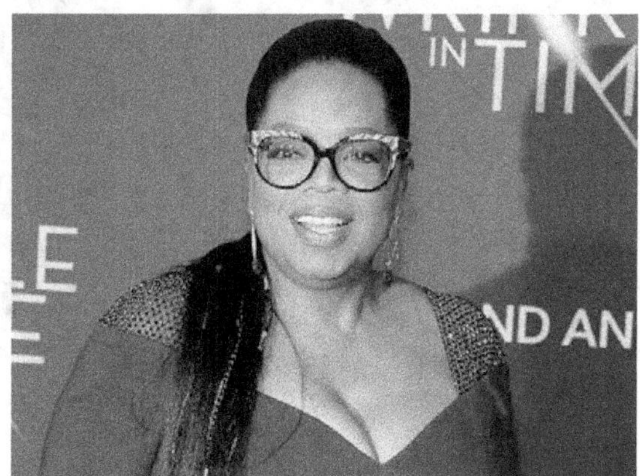

En 2007, Oprah Winfrey reveló que su problema con la tiroides había sido la causante de que aumentara más de 20 libras. Claro, ella viajó a Hawaii para realizar un tratamiento. Pero lucha hasta hoy con la balanza y la glándula.

9.- Kim Cattrall

La diva de "Sex and the City" o como se llamó en España "Sexo en Nueva York", padece Tiroiditis de Hashimoto, conocida también como tiroiditis crónica. Esta enfermedad afecta generalmente a las mujeres en sus 40 y 50 años y es la causa número uno de hipotiroidismo como ya hemos comentado.

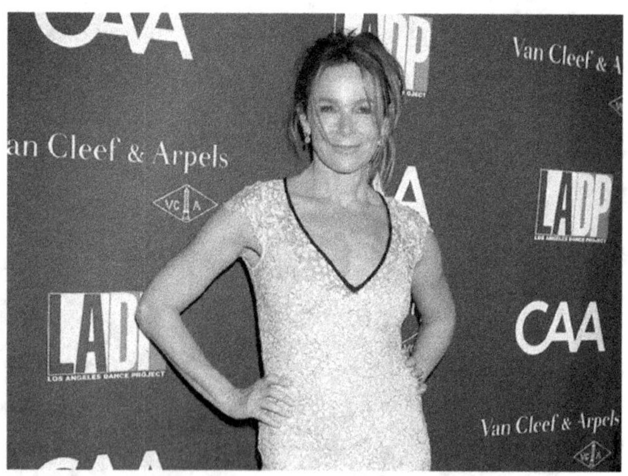

10.- Jennifer Grey

A la estrella de "Dirty Dancing" y ganadora de "Dancing with the stars", le extrajeron un tumor maligno de la tiroides en septiembre de 2010. Según la Sociedad Americana del Cáncer, hay unos 44.500 casos cada año, la mayoría en mujeres de entre 20 y 55 años. Se mantiene en su peso y con salud gracias a la medicación de Levotiroxina que debe tomar a diario.

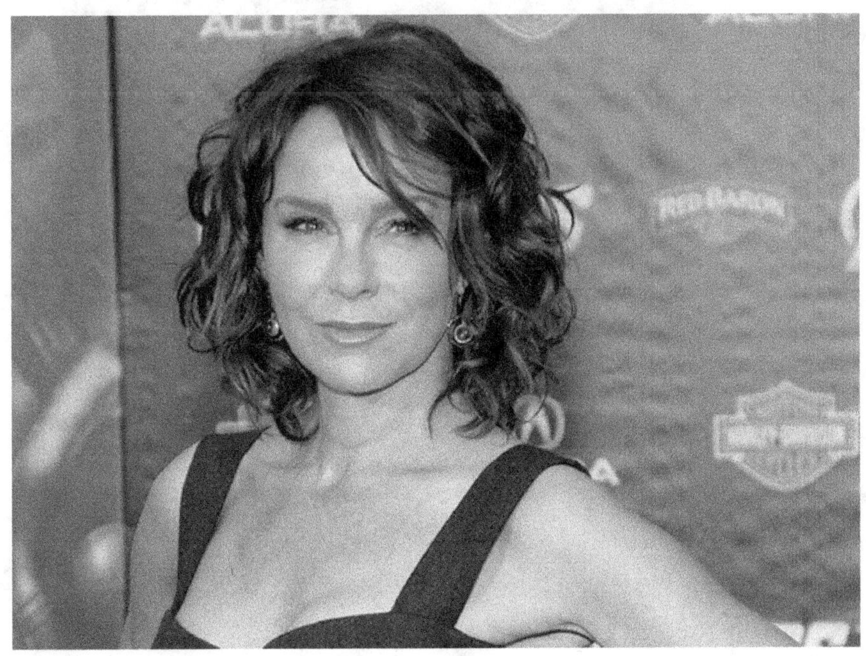

11.- Nia Vardalos

Nia Vardalos, la protagonista de "My Big Fat Greek Wedding" o como se llamó en España "Mi gran boda griega", hace años que enfrenta trastornos de tiroides también. Esa es la causa de que a veces tenga los ojos algo más saltones ya que sufre hipertiroidismo.

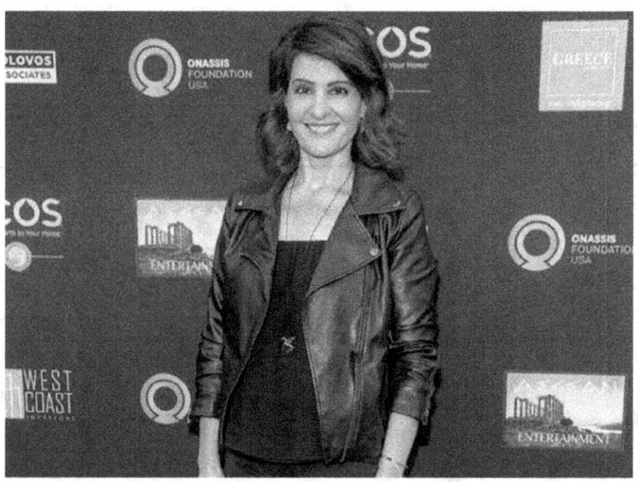

12.- Laura Zapata

La actriz mexicana Laura Zapata fue operada en 2007 de un nódulo benigno en la tiroides. La buena noticia es que se trata de uno de los cánceres más curables como muestra la cantidad tan grande de famosos que han pasado por ello, pero es muy importante que se diagnostique a tiempo.

13- Marie Louise Parker

La actriz de "Weeds" padece hipertiroidismo, cuya característica es desarrollar ojos saltones, además de perder peso. A veces la glándula al final debe extraerse o hacer que deje de fabricar hormonas con yodo radiactivo.

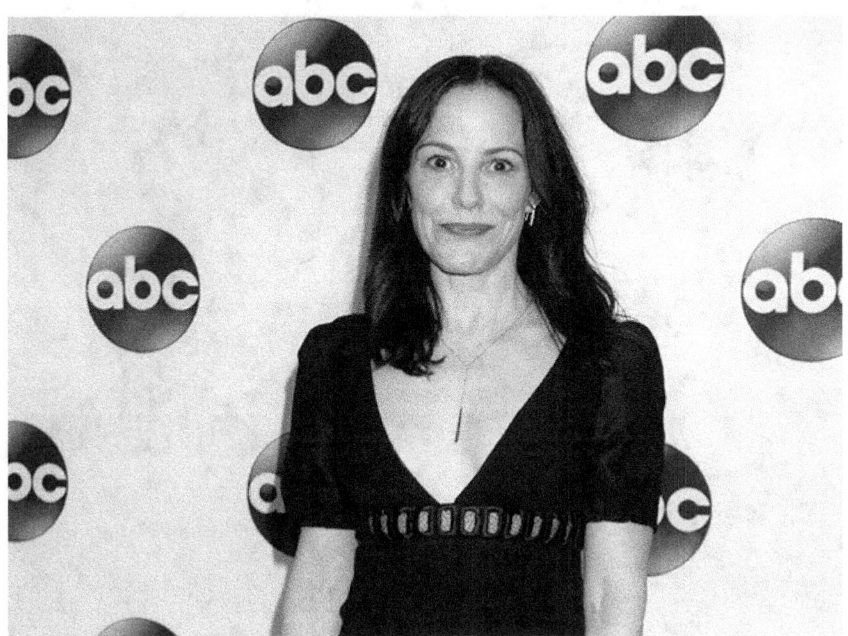

14.- Rod Stewart

En 2000, el cantante Rod Stewart, fue diagnosticado con cáncer de tiroides y le extrajeron nódulos malignos. Hoy, una década después y luego de terapias para recuperar su característica voz, puede decir que es uno de los millones que le ganaron la batalla a la tiroides.

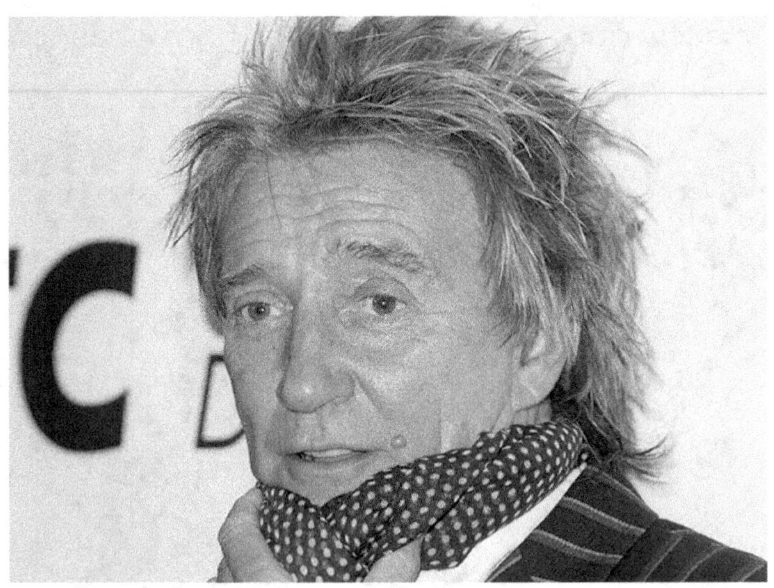

15.- Kelly Osbourne

La hija de Ozzy Osbourne y bailarina de "Dancing with the stars", no trató su problema de tiroides a tiempo. La consecuencia fue un desbalance hormonal que duró años y la llevó a cambios drásticos de figura.

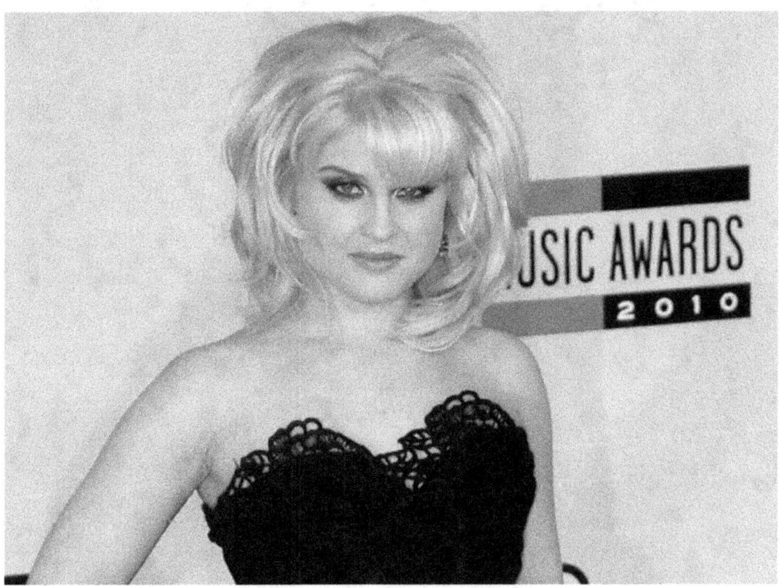

16.- Catherine Bell

La actriz de "Army Wives", sufre hipertiroidismo. Como ya hemos descrito, genera una aceleración cardíaca y la persona pierde peso. Las mujeres son las que más padecen estos trastornos. Cada vez se diagnostican más casos de problemas de tiroides.

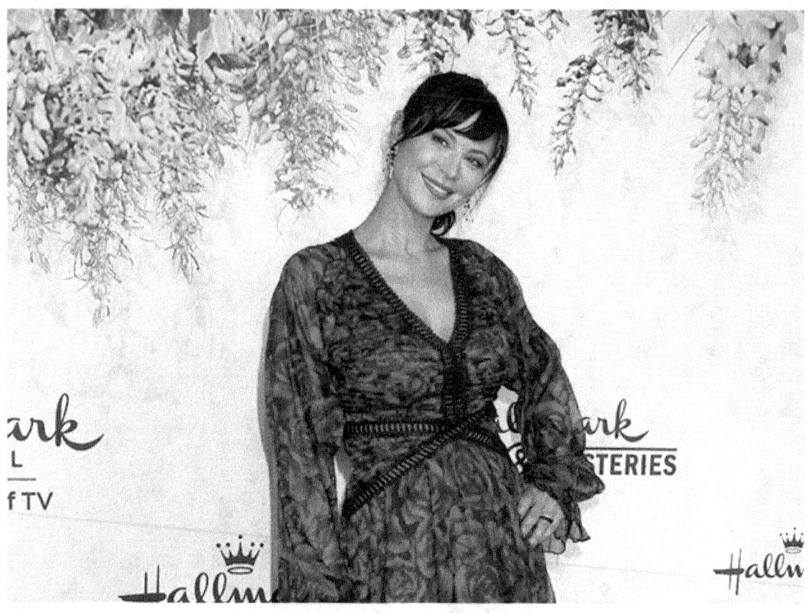

17.- Sofia Vergara

La protagonista de Modern Family entre otras series y películas, padeció cáncer de tiroides en el año 2000. La musa latina explicó que tras pasar por quirófano y seguir un tratamiento de radioterapia consiguió vencer a la enfermedad y continuar con su vida con normalidad. Afortunadamente se dio cuenta muy pronto de la enfermedad por casualidad, y cogieron su cáncer en un estadío muy temprano, lo que hizo que pudieran extraerlo en su totalidad, y que no haya habido complicaciones posteriores a la operación.

Vivir con Hipotiroidismo

Desde entonces, está muy involucrada con la lucha contra el cáncer.

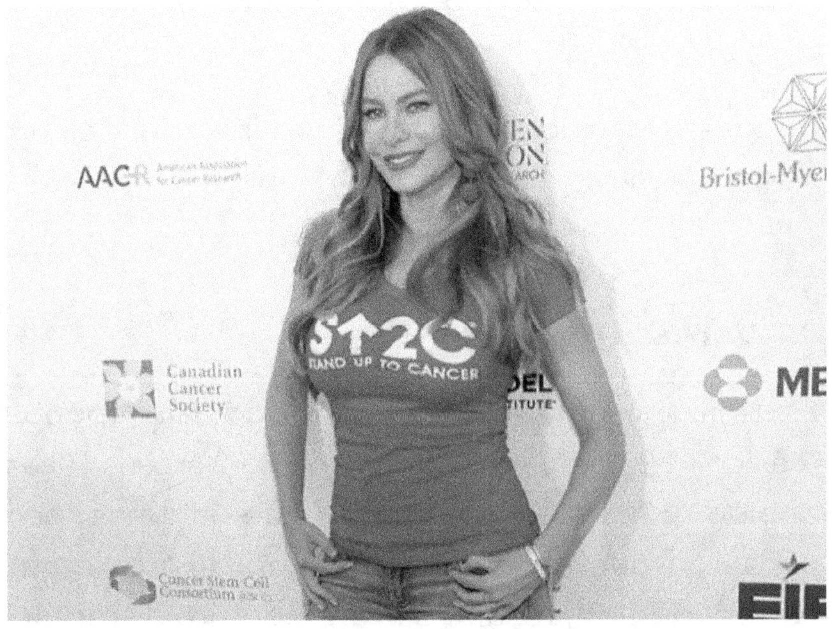

Hoy, con su enfermedad totalmente bajo control, Vergara comparte su experiencia, mediante la campaña de EE.UU de concientización llamada "**Follow the Script**" ("Sigue el guión"), que busca motivar a otros pacientes de hipotiroidismo, a tomar un papel más activo en su salud. La idea es enfatizar la importancia de un diagnóstico y un tratamiento temprano.

"Me traté de educar a mí misma en un tiempo cuando no había Internet. Fui a comprar todos los libros que podía conseguir para saber de qué se trataba y por eso es muy importante encontrar a un doctor en el que puedas confiar y seguir la receta es lo principal.", cuenta Vergara.

Puedes ver vídeos sobre ella hablando del tema si buscas "Follow the Script" en Youtube.

18.- Vanessa Huppenkothen

Es una presentadora de televisión muy popular en México. Ha sido criticada en numerosas ocasiones debido a su bajo peso. Lo que algunas personas pensaron que era algún trastorno de la alimentación como Anorexia, resultó ser un hipertiroidismo que casi le provoca un infarto al corazón. Puedes ver sus fotos de antes y después en su cuenta de Instagram @vanehupp

19.- Gigi Haddid

Es una modelo que trabaja para la prestigiosa firma de ropa interior Victoria's Secret que tiene fama de ser muy estricta con el peso de sus modelos.

Ella misma declaró: "Mi metabolismo realmente ha estado muy loco este año. Tengo la enfermedad de Hashimoto. Es una dolencia de la tiroides", en una entrevista a la revista ELLE. Parece ser que durante el transcurso de la enfermedad tuvo muchos episodios de hipertiroidismo que le hicieron perder mucho peso y se comenzó a especular con que pudiera padecer algún trastorno como anorexia o bulimia, pero la causa estaba en su enfermedad de Hashimoto.

Recuerda que en la Tiroiditis de Hashimoto, a veces se alternan episodios de hipertiroidismo con hipotiroidismo.

20.- Jennifer López

Tras su embarazo de los gemelos Max y Emme Jennifer no conseguía perder los 31 kilos que había cogido durante el embarazo y aunque comenzó una estricta dieta y contaba con nutricionistas y entrenadores personales, no conseguía perder peso y aun así engordaba al menor descuido, junto con bruscos cambios de humor, alteraciones menstruales y cansancio. En un principio, achacaban todos estos síntomas a que era cuestión del postparto y las alteraciones hormonales que se sufren en este periodo. Esta es una condición que se repite cada vez más frecuentemente en mujeres una vez que dan a luz. Tardaron en diagnosticarlo, pero finalmente se descubrió que tenía tiroiditis postparto que es lo mismo que la enfermedad de Hashimoto o tiroiditis de Hashimoto y esa era la razón por la que no bajaba de peso.

Recientemente he visto publicaciones que especulan que otras modelos podrían tener hipotiroidismo también, como Kate Moss o Karolina Kurkova nadie está libre de poder padecer algún trastorno de este tipo.

14.- Conclusiones

Como ves, cada vez hay más personas conocidas que padecen algún trastorno en la glándula tiroidea y el llevar el tratamiento adecuado es la clave para encontrarse bien.

Se estima que alrededor de 1.600 millones de personas en todo el mundo están en riesgo de sufrir algún tipo de desorden tiroideo, y son ya más de cientos de millones los que los padecen.

El 60% de las personas que sufren un trastorno de tiroides, no lo sabe, sufriendo a diario síntomas que desconocen que se deben a esta enfermedad.

Cada 25 de Mayo se celebra el día internacional de las enfermedades de la Tiroides y todos los organismos a nivel mundial intentan hacer campañas y jornadas informativas para la población en general, en estas enfermedades. Se están desarrollando nuevas campañas de concienciación a la población en general, sobre estas enfermedades y se ha establecido el año 2019 como año de concienciación de las enfermedades tiroideas a nivel mundial.

Desde la SEEN (Sociedad Española de Endocrinología y Nutrición) señalan la necesidad de promocionar los avances en el tratamiento de esta enfermedad, así como aumentar la concienciación sobre la salud tiroidea, enfatizar que cada vez se diagnostican más casos, siendo en España, una de cada diez personas las que se ven afectadas por estas enfermedades. Por lo tanto, señala la necesidad urgente de programas de educación y prevención, para que se diagnostiquen los enfermos lo antes posible.

Así mismo, creo que los médicos de atención primaria, deberían dar un poco más de información a los pacientes. Deberían tener una especie de guía, porque hay mucho desconocimiento de la enfermedad en las personas que la padecen, lo que ocasiona muchas veces una merma en la calidad de vida muy importante en los pacientes.

Una vez que el médico te haya puesto un tratamiento de Levotiroxina, es **MUY IMPORTANTE** que no la dejes hasta que tu médico te lo recomiende. (*Soy muy pesada, lo sé*)

NO HAY TRATAMIENTO NATURAL para curar el hipotiroidismo, cuando la glándula ya no funciona bien, y los casos en que se recupera el tejido dañado, son poquísimos. Desconfía de los tratamientos alternativos o de homeopatía si ya te han mandado tomar

Levotiroxina.

Puedes conseguir llevar una vida normal, una vez que se estabilicen los niveles hormonales y podrás perder peso aunque es cierto que te costará más trabajo que a las demás personas. Por ello es fundamental, que recuperes la masa muscular que has perdido durante el transcurso de la enfermedad, para que tu gasto calórico vuelva a ser el de una persona normal. Si además has pasado de los cuarenta años, para perder peso y mantenerte, una vez que lo consigas, es imprescindible.

Podrías perder peso sin hacer eso, pero te costaría mucho más trabajo y además parte de los problemas y dolencias que tienes ahora los seguirías teniendo.

Recuerda que en personas con hipotiroidismo, el déficit de magnesio es muy frecuente y que muchas veces ese es el causante de debilidad, dolor muscular y cansancio que tienen muchas personas, aun cuando sus niveles hormonales están en valores normales. Es por ello que es muy recomendable tomar un suplemento de magnesio cuando se padece hipotiroidismo.

Acudir a un nutricionista suele ser una de las mejores opciones para poder llevar una alimentación equilibrada que te permita perder peso sin perder masa muscular y sin pasar hambre.

Espero que esta guía te haya resultado interesante.

Puedes seguir nuestra web *www.hipotiroidismoweb.es* donde tendrás acceso a un consultorio online donde contaremos con un grupo de expertos para responder las cuestiones que necesites resolver.

También puedes seguir nuestro canal de Youtube:

https://www.youtube.com/c/Estarenformaapartirdelos30años

Además vamos a sacar muy pronto una aplicación para móvil, específica de ejercicios para personas que tengan problemas de hipotiroidismo, planes alimenticios y un montón de cosas más. Suscríbete a la página para estar al día en todas las novedades que vayamos sacando.

Recibe un fuerte abrazo y mucho ánimo.

Marta Rey Sacristán